中医乳病外治

主　审　谢　恬　楼丽华

主　编　谢小红　顾锡冬

副主编　吕晓皑　高秀飞

　　　　张　弘　隋新兵

ZHEJIANG UNIVERSITY PRESS
浙江大学出版社
·杭州·

图书在版编目(CIP)数据

中医乳病外治 / 谢小红,顾锡冬主编. — 杭州:
浙江大学出版社,2024.4
ISBN 978-7-308-24651-4

Ⅰ. ①中… Ⅱ. ①谢… ②顾… Ⅲ. ①乳房疾病—外
治法 Ⅳ. ①R271.1

中国国家版本馆 CIP 数据核字(2024)第 037238 号

中医乳病外治

主　　编	谢小红　顾锡冬			
副主编	吕晓皑　高秀飞　张　弘　隋新兵			

责任编辑	冯其华(zupfqh@zju.edu.cn)　金　蕾
责任校对	张凌静
责任印制	范洪法
封面设计	周　灵
出版发行	浙江大学出版社
	(杭州市天目山路 148 号　邮政编码 310007)
	(网址:http://www.zjupress.com)
排　　版	杭州晨特广告有限公司
印　　刷	浙江省邮电印刷股份有限公司
开　　本	710mm×1000mm　1/16
印　　张	13
字　　数	247 千
版 印 次	2024 年 4 月第 1 版　2024 年 4 月第 1 次印刷
书　　号	ISBN 978-7-308-24651-4
定　　价	68.00 元

《中医乳病外治》
编委会

序　一

外治方剂，渊源湮远，数千年来不仅为波澜壮阔、延绵起伏的传统医学史增添了光辉灿烂的篇章，成为体现中医学特色的传统医学体系的重要组成部分，而且为中华民族的繁衍昌盛做出了卓越的贡献。

先民猎捕劳作而多跌损外伤之疾，敷涂草木茎叶于创处乃有外治单方。至《内经》有桂心渍酒以熨寒痹，仲景有雄黄熏蒸而疗狐惑诸方。中医外治法经历了原始社会的萌芽、先秦时期的奠基、汉唐时期的发展、宋明时期的丰富、清代的成熟以及当代的完善与发展。自此以降，虽代有方书，然于外治专病专方一门独立成册者，指不多屈。"外治药中多奇方"，大可裨补内治疗疾之不足。近年来，国家中医药管理局高度重视中医外治法的发掘、整理与提升，极大地推动了中医外治法在临床的应用和推广。中医外治法与内治法殊途同归、异曲同工，不仅可助提高临床疗效，而且可弥补内治之不足，故自古就有"良工不废外治"之说。因此，中医外治法越来越多地受到各级中医药管理部门、各级中医院临床一线医护人员的重视和青睐。

浙江省中医院乳腺病中心（乳腺外科）建科已有 40 年，是全国第一批、浙江省内最早建立的乳腺专科，也是国家中医药管理局重点专科、浙江省中医药管理局重点学科。在科室创始人、学术带头人楼丽华教授的带领下，科室团队在临床实践中发皇古义、创立新说，为中医药治疗乳腺病的传承与发展做出了诸多贡献。目前，中医药事业迎来了良好发展的机遇期，吾辈学人深感责任重大，理当鞠躬尽瘁。感怀惴惴之仁心，愿与浙江省中医院乳腺外科的诸位同道互相勉励、和合共进。

近日收到浙江省中医院乳腺外科学科带头人谢小红教授寄来的《中医乳病外治》书稿，遂细读之。该书所述外治法的方法分类、乳腺疾病具体应用以及注意事项等内容翔实、切合实用，对中医学者与临床工作者当有裨益。浙江省国医名师楼丽华教授、"岐黄学者"谢恬教授担任该书主审，感念乳病外治当有承启之人，致简便廉验之外治方药汇集成册，拯危救厄，在推动中医乳腺病外治发展方面产生了积极影响。谢小红教授知性典雅、秀外慧中，顾锡冬博士亦是后起之秀，两位博观约取，有志采辑名贤外治之法，撰写该部乳病外治专书，既可补方书门类之空缺，又可启迪科学研究之思路。

故于佳作付梓之际，欣然命笔作序，谨寄数语，以表祝贺。

2024 年 3 月

序 二

    2022 年 3 月,浙江省中医院成立了中医乳病外治中心,这是我院首个专病外治中心,也是浙江省内首个中医专病外治中心。当时,浙江省中医院乳腺病中心(乳腺外科)谢小红主任与我多次探讨成立中医乳病外治中心的意义,以及未来科室布局、学科发展、人才培养的重要作用,我为她的专业精神深深感动。

    作为浙江中医药大学附属医院的员工,传道授业解惑是我们每个人的职责。除肩负解除患者疾苦的责任外,我们还承担着培养祖国医学人才的神圣职责。作为浙江中医药大学附属医院的中医人,我想我们必须肩负起更多的责任,如"为往圣继绝学"。中医药传承数千年,博大精深,如《黄帝内经》《伤寒杂病论》,医学典籍浩如烟海,医学名家代有人才,医术技法也层出不穷。遗憾的是,我们这些后人对前人的继承非常有限。

    中医外治法是祖国医学的重要组成部分。中医外治法除传统的针灸推拿、膏散贴敷外,还包括中药离子导入、超声药物透入、磁疗等现代中医创新的外治法。然而,长期以来存在的部分外用制剂制作不规范、有毒有害中药未安全使用、中医适宜技术收费偏低等问题,使得诸多中医外治技术面临失传、失用的困境。所幸的是,近些年来国家对中医非药物治疗方法的重视程度不断提高,探索总结以中医为主的诊疗优势病种,且在三级公立医院绩效考核中,其相关项目所占权重也越来越高,这无疑是政策层面的一种积极引导。

    乳腺病是体表疾病,是女性常见病、多发病之一,而外治法治疗乳腺病起效快、效果好。谢小红教授团队在乳病中医外治方面开展了很多有益的探索,难能可贵的是目前已总结有乳腺增生病,非哺乳期乳腺炎脓肿期、肿块期,乳腺癌术后等不同时期的中医外治诊疗方案,为乳腺病患者提供口服中药以外的中医药技术服务,并且收效显著。同时,他们也广涉文献,总结借鉴兄弟单位对乳腺疾病中医外治法的探索,兼收并蓄,荟萃其中,汇总编撰成《中医乳病外治》一书,细细读来,让人多有感悟。

　　该书的编者有浙江省中医院的临床专科医生,也有浙江中医药大学的相关专业老师,他们是乳腺病学科继续发展的新动力。我希望他们能够积极探索,不断继承前人的经验,学习兄弟单位的经验,总结自己的经验,推陈出新,在中医乳腺病外治领域走出自己的特色。

吴承亮

甲辰年丙寅月

序 三

　　祖国医学对各种疾病治疗有着丰富多样的技术和方法,既有外治,也有内治,或者两者结合。而选择何种治疗方法,主要取决于哪种方法可以更迅速地缓解患者病痛,促进患者康复。这点,我们从汉代张仲景所著的《伤寒论》中就可以发现,太阳中风之后,给予桂枝汤,并嘱啜粥一碗,"温覆取汗"。这种内外同治的方法,历代医家屡用不绝。及至清代吴师机在所著的《理瀹骈文》中再次强调:"外治之理,即内治之理;外治之药,即内治之药,所异者法耳。"这在理论上将中医外治法和中医内治法进行了高度统一,并最终形成了我们现今的中医外治法的雏形。

　　广义上,中医外治法包括针灸、推拿等所有非经口药物作用的治疗手段;狭义上,中医外治法主要指中药贴敷、药物熏洗、耳穴压豆,甚至五音疗法、气功导引等治疗手段。由于上述中医外治方法操作便捷,直达病所,并且兼具药物功效,取效迅速,解决了传统中药内服口感不佳的问题,获得了小儿患者和年轻患者等群体的广泛认可。

　　浙江省中医院乳腺病中心(乳腺外科)是全国最早成立的中医乳腺病专科之一,至今建科有 40 年。这些年来,乳腺病中心经楼丽华教授、王蓓教授两任科主任的建设,在现任科主任谢小红教授的带领下,又做了很多开创性工作。学科创始人楼丽华教授是浙江省中医院十大流派之余氏外科的学术传人,她学术观点见解独到,广受赞誉,在全国享有很高的知名度。2022 年 3 月,在谢小红教授的大力推动下,浙江省中医院成立了中医乳病外治中心,并选聘科室优秀业务骨干,研发外治处方,开发外治技术,梳理外治流程,着力打造乳腺病中医内外并治的一体化诊疗新模式。2年来,我们见证了中医乳病外治中心业务发展的新突破、学科建设的新亮点、人才培养的新希望,为患者提供了更为丰富的治疗技术和更高品质的医疗服务。

在中医乳病外治中心建设过程中,谢小红教授团队结合外治技术研发心得,联合科室骨干成员整理出版了《中医乳病外治》,这是一件非常可喜的事情。据我所知,目前专科专病的中医外治专著甚少,而专科专病又是中医外治技术的优势所在,谢小红教授团队编撰的这本专著拓宽了中医乳腺病学的研究领域。并且该书由全国老中医药专家学术经验继承工作指导老师、浙江省国医名师楼丽华教授,中国医学科学院学部委员、"岐黄学者"谢恬教授担任主审,为该书赋予了更高的学术价值。

乐为之序。

2024 年 2 月

前　言

中医外治法是以中医理论为基础，通过外部治疗手段，如针灸、艾灸、拔罐、按摩、刮痧、熏洗等来刺激人体的特定穴位或部位，达到调整身体状态、缓解病情或治愈疾病目的的一种方法。

中医外治法在乳房疾病治疗中的应用由来已久，只是以往应用相对不多，未形成规范。近年来，国家全面推进中医药振兴发展，出台了诸多相关规划、政策，中医非药物疗法、中医适宜技术等也是其中的重要内容，中医外治法的发展迎来了春天。

1984年，浙江省中医院乳腺病中心（乳腺外科）建科。浙江省中医院乳腺病中心一直遵循中西医结合治疗乳腺病的思路，在乳腺增生病、乳腺炎性疾病，以及乳腺恶性肿瘤围手术期、内分泌治疗期、随访期等方面做了很多积极有益的尝试，取得了显著的效果，中心在全国中医院系统学科排名中列第6位。在注重中西医结合治疗乳腺病的同时，我们也越来越感受到中医治疗的魅力，尤其是中医内外并治的便捷、高效，使患者获益良多。2022年3月，浙江省中医院成立中医乳病外治中心，主要研究和实施中医乳病的外治方法并推广。成立2年，中心已获批多项课题，并取得了多项发明专利，培养了系列中医外治人才。鉴于中医外治法的发展和中医外治人才培养的需要，我们组织科室骨干，结合近年来中医外治临床实践经验，重点对乳腺疾病的各种外治方法进行了梳理，最终编写完成《中医乳病外治》。本书对乳腺外科常见疾病的中医外治法进行了细致分类，对中医外治疗效较好的病种进行了探讨。同时，相关章节纳入了其他研究机构的应用经验，用于佐证效果或者补充不足。

最后一章简略总结了中医乳病外治中心的建设经验，以及对中医乳病外治的一些思考。

本书可作为各级中医院专病专科建设的参考资料。针对各种乳腺疾病，各级中医院可结合自身实际，选择合适、擅长且有基础的外治方法为患者提供服务。

由于编者专业能力有限，时间仓促，书中难免存在差错和不足之处，敬请读者朋友指正。有关兄弟单位的经验介绍也可能挂一漏万，在此我们恳请中医外治同道指出，促使我们进步和提高。

我们热切期待中医乳房病学，中西医结合，内外法并行。

谢小红　顾锡冬

2024 年 3 月

CONTENTS 目 录

第一章　乳腺病中医外治发展历程

几千年来,中医乳房外治病学经历了起源、形成、发展、成熟、创新几个不同的阶段,积累了丰富的临床经验。有关乳房病的病因病机、诊断、中医药治疗和预防护理在历代文献中均有详细的记载,中医药治疗乳房病具有明显的特色和优势。而现代科学技术被用于乳房病的研究中,又扩充了中医乳房病的学术理论,使之不断发展,逐步完善。

一、起　源

在原始社会,先人在生产劳动中受到虫蚁禽兽的伤害或发生跌扑坠伤后,发现某些树叶和草茎类可以外用治疗疾病,中医外治法由此萌芽。出土于湖南省长沙马王堆三号汉墓的帛书——《五十二病方》,是我国现存最古老的一部医书。该书所记载的病名涉及内、外、妇、儿及五官等各科,尤以外科病最多见,包括动物咬伤、伤痉(破伤风)、外伤、皮肤病、肛肠病、溃烂和痈疽。书中虽未明确提及乳病,但"痈""疽"包括乳房部的痈疽。此外,该书还记载了多种外治法,如砭、灸、按摩和敷贴等,目前仍适用于乳房病的治疗。

二、形　成

《黄帝内经》早就有关于乳房经络、生理、病理的记载。《素问·刺禁论篇第五十二》曰:"刺乳上、中乳房,为肿、根蚀。"由此可知,乳上者乳中穴是禁刺的穴位,仅用于取穴定位。若误刺,伤及乳房,或致出血,或感染而引起脓肿。乳房作为乳汁蕴藏之处,气血汇集之地,误刺出现血肿,继发痈、瘘。早在两千年前,中医就意识到了这一点。在西汉初期,宫廷中就出现了专职的妇产科医生,称作女医或乳医。《汉书·卷九十七上·外戚传·第六十七上》载:"女医淳于衍者,霍氏所爱,尝入宫侍皇后疾。"淳于衍是我国史书记载的第一位诊治乳房疾病的女医生。

三、发 展

大约在魏晋南北朝时期,关于中医治疗乳病的记载逐渐增多,中医乳房病学进入发展萌芽阶段,中医外治也随之发展。我国现存的第一部外科专著——《刘涓子鬼遗方》记载有乳痈、乳发等乳房疾病的治疗方药,但未提及外治方法。东晋葛洪在《肘后备急方·卷五·治痈疽妒乳诸毒肿方第三十六》中记载了治疗乳肿的外治方药:"桂心、甘草各二分,乌头一分,炮,捣为末,和苦酒,涂纸覆之,脓化为水,则神效。"针对乳痈疾病引起的乳痛症状,该书记载了湿热敷、蒲公英捣敷等效方,如:"大黄葿草,伏龙肝,灶下黄土也,生姜各二分,先以三物,捣,筛,又合生姜,捣以醋和涂,乳痛则止,极验。"隋代巢元方在《诸病源候论·卷四十·妇人杂病诸候四》中记载了难乳候、乳肿候、乳石痈候、乳结核候、乳痈候、发乳溃后候、妒乳候、痈发乳候、发乳下痢候、产后乳无汁候、乳疮候、产后乳汁溢候、发乳余核不消候、发乳瘘候、发乳后渴候、发乳久不瘥候等乳房疾病的病因病机,提出了至今仍有临床意义的乳痈初期的治则:初觉便以手助捻去乳汁,并令旁人助嗍引之。

公元 618 年唐朝建立,经贞观之治与开元盛世后,进入经济社会发展的全盛时期,文化绚丽,科技发达,医疗制度、医学教育等较前代有极大提高。被誉为中国最早的临床百科全书——《千金要方》,又称《备急千金要方》《千金方》,是中国古代中医学经典著作之一。该书由孙思邈所著,约成书于永徽三年(公元 652 年)。该书集唐代以前诊治经验之大成,对后世医家影响极大,其中对乳痈辨脓、切开时机及内服外治方药都有详尽的记载。《千金要方·痈疽第二》曰:"在乳宜令极熟,候手按之,随手即起者,疮熟也,须针之,针法要得着脓,以意消息。"孙氏提出,乳痈切开宜熟不宜生,乳痈过生切开可能导致肿痛不减,并可发生传囊乳痈。乳痈脓熟后切开的观点至今仍为医家所沿用。《千金要方》收录的鹿角粉外敷治乳痈方、妒乳乳痈肿方、乳痈坚方等,分别为乳汁郁积性乳腺炎、急性乳腺炎和迁延性乳腺炎的主方用药,具有较高的临床价值。此外,该书还记载了乳房湿疹样癌的外治方法:"妇人、女子乳头生小浅热疮,痒搔之黄汁出,浸淫为长,百种治不瘥者,动经年月名为妒乳。妇人饮儿者,乳皆欲断,世谓苟抄乳是也,宜以赤龙皮汤及天麻汤洗之,敷二物飞乌膏及飞乌散佳。若始作者,可敷黄芩漏芦散及黄连胡粉散并佳。"取用轻粉为主的飞乌膏方,以及用黄连、胡粉合水银,细散入粉,对治疗乳部湿疮有疗效。《千金要方》所载的"乳头浅热疮"相当于现代的乳头湿疹样癌,其认识比国外早1200~1300 年。

在宋元时期,乳房外治发展完善,日趋成熟。宋代陈自明在《妇人大全良方》中对乳房疾病进行了详尽的论述。该书中治疗吹奶、妒乳、乳痈的方剂包括单验方在内共 42 首,外治法包括外洗、外贴、外敷、外涂等,对乳病各个时期均采用内外综合治疗的方法,这有助于控制病情,缩短疗程,可见陈氏对乳房疾病的发病及治疗有着独到的认识和见解。

宋代东轩居士在《卫济宝书》中记载了治疗乳痈病的方法:"急以手揉乳,敷以天南星末,用水调上,未效加木鳖子,以醋调涂,次服栝蒌散。"用手法配合药物内服外敷治疗乳痈病;以及使用吸乳辅助工具促进脓液排出:"用火烧于三寸许置瓶中,火欲过未过,便以瓶口掩乳,以手扶定。其乳吸在瓶中,觉飕飕乳在瓶,则便取去,急洗以药。"

元代朱震亨于《丹溪心法》中提出"乳房,阳明所经;乳头,厥阴所属"的理论,以指导乳房疾病的选方用药。该书记载使用"金银花、大荞麦、紫葛藤(等分)上以醋煎。洗患处立消。如无下二物,只金银花亦可。"外治法可治疗吹奶(乳痈)。此外,丹溪先生还对乳房疾病的药物选用进行了详细论述:"治法:疏厥阴之滞,以青皮;清阳明之热,细研石膏;行污浊之血,以生甘草之节;消肿导毒,以栝蒌子,或加没药、青橘叶、皂角刺、金银花、当归。或汤或散,或加减,随意消息,须以少酒佐之。"在现代临床治疗过程中,亦选用青皮等疏肝理气之品治疗乳癖、乳痈等病,选用石膏等清胃之属治疗乳病所致发热。朱氏对乳房疾病有着深入的研究,阐明了乳痈的病因病机和证候分型,对乳痈病的病因确立和处方治法起到了指导作用,且对其他乳房疾病的诊治也有重要的启迪作用。

元代齐德之在《外科精义》中提出乳痈的病因之一为外邪侵袭,治疗该病初起应以通导消散为治则。此外,齐氏还用皂角、真蛤粉二药制"皂蛤散"治疗此病,谓此药"治妇人因露风,邪气外客于乳内,始为吹奶,积久不消,以为奶痈。此药导其汁,散其风邪,汗出,其病自然痊愈矣。"另外,齐氏还在书中概括介绍了辨疮肿浅深法、辨脓法、辨疮疽疖肿证候法、辨疮疽善恶法、砭镰法、贴法、溃疮肿法、针烙疮肿法、灸疗疮肿法、内消法、追蚀疮疽肿法、托里法、止痛法、用药增损法、疗疮肿权变通类法。齐氏总结了元代以前的各种方书经验,强调外科治疗要从整体出发,指出"治其外而不治其内,治其末而不治其本,是舍本求末",强调了内外合治的论治观点。

四、成 熟

至明清时期,中医外科已较为成熟,外科专著增多,并形成了不同的学术流派,呈现"百家争鸣,百花齐放"的局面。在这一时期,有关乳房疾病的病因病机、诊断、临床症状等的记载颇多,其中关于乳房疾病的外治法、外治方药的记载也日臻完善,对近代中国乳房病学的外治发展产生了较大的影响。

明代汪机在所著的《外科理例》中提出将蒲公英或黄连等捣碎成粉末撒于被婴儿吸吮的乳头破损处,"若儿吮破乳头成疮,用蒲公英末,或黄连、胡粉散掺之。若乳头裂破,以丁香末,或蛤粉、胭脂末敷之",指出蒲公英具有散热毒、消肿核、散滞气的作用。

明代陈实功是中医外科成熟时期的代表人物之一,其著作《外科正宗》总结了明代以前的中医外科理论和临床实践,记载了多种外科疾病,以"例证最详,论治最精"见称。陈氏对乳房疾病的治疗不但详于内服,更发展外治,对后世治疗乳房疾病具有指导意义。此外,陈氏对乳房保健也有研究,创制了"下乳天浆散",对处于哺乳期的妇女"乳汁微少,或生儿日久乳少",在使用中药时,以猪蹄汁煎服,同时"以热木梳梳其乳房",乳汁即可"如泉涌而来"。由上可见,陈氏对中医乳房病学理论体系的形成做出了重要的贡献。

明代杨清叟在《仙传外科集验方》中认为,乳痈初起不能使用寒凉药物,过用凉药可能造成"欲消不消,欲脓不脓",发展为慢性乳腺炎。他指出:"用南星、姜汁酒二药调匀热敷,即可内消。"在早期,内外吹乳痈外敷治疗方面载有:"治初发乳,及内外吹乳,敷药用酵子一勺,以面五钱炒,擂烂酵子发面如蜂窠,发过上青色,加乳香、没药末立效。"使用温热适度的发酵面粉外敷,可使乳管扩张,乳汁郁积的肿块消散,疏通局部气血,"不通则痛",乳汁得通则乳痈消失。此法有温通散结的功效,在民间广泛流传。

清代祁坤著《外科大成》一书,对于治疗乳痨一病,曰:"乳劳乳房结核,初如梅子,数月不疗,渐大如鸡子,串延胸胁,破流稀脓白汁而内实相通,外见阴虚等症。初起宜隔蒜灸之,绀珠青贴之,萎贝散消之;已成者用栝蒌散调之,兼八珍汤加姜、炒香附、夏枯草、蒲公英补之;已成者必见阴虚等症,兼用六味地黄丸料,以培其本。"这些治法,常为后世教法。祁氏在论及乳痈的治疗时,为防乳痈传变,指出:"乳发、乳漏发为乳房赤俱肿,势大如痈,未成形者消之,已成形者托之。内有脓者针之,以免遍溃诸囊为害,防损囊隔,致难收敛。脓出未尽者,慎勿生肌,捻入药锭吸之,煎楮叶橘皮汤洗之,久不收口、时流清水者,为漏,外用药线去腐生肌,内当大补。"

清代高锦庭所著的《疡科心得集·辨乳痈乳疽论》载:"乳头风,乳头干燥而裂,痛如刀刺,或揩之出血,或流黏水,或结黄脂。此由暴怒抑郁,肝经火邪不能施泄所致,胎前产后俱有之。内服加味逍遥散;外以白芷末,乳汁炖熟调敷。"高氏对乳痨、乳癖和乳腺癌在发病过程中乳房内出现结核辨之甚详,为后世对乳房肿块的鉴别诊断开了先河。

清代徐灵胎在《洄溪医案·乳疖》中详细描述了垫棉法治疗乳疖的医案,"东洞庭刘某夫人患乳疖,医者既不能消散,成脓之后,又用刀向乳头上寸余出毒,疮口而上,脓反下注,乳囊皆腐,寒热不食,将成乳劳,内外二科聚议无定,群以为不治矣。……盖病者柔弱畏痛,既不敢于乳下别出一头,而脓水从上注下,颇难出尽,故有传囊之患。忽生一法,用药袋一个,放乳头之下,用帛束缚之,使脓不能下注,外以热茶壶熨之,使药气乘热入内,又服生肌托脓之丸散,于是脓以上泛,厚而且多,七日而脓尽生肌,果然百日而痊愈",指出袋脓应用垫棉法获效。

综上所述,经历数代医家的临床实践和研究,中医乳病外治完成了从感性认识到理性认识的发展阶段,形成了理法俱全的理论,是现代乳房病学发展创新的理论来源之一。

五、创 新

近年来,乳房疾病的发病率逐年上升,越来越引起人们的重视。虽然中医外科医家对各乳房疾病研究都有相当的深度和广度,但目前中医乳房病学外治法最具优势和特色的是在中医外治法治疗急性乳腺炎、浆细胞乳腺炎、肉芽肿性乳腺炎等方面。此外,使用剂型改革的药物也增多,如针剂、片剂、干膏粉剂、外用膏药或油膏、露剂、热敷药。

临床中医外治法辅助治疗急性乳腺炎有许多新的进展。在发病初期,可使用手法通乳和贴敷疗法疏通淤积的乳管,缓解患侧乳房红肿疼痛等症状。肿块成脓时,须及时切开引流,在服用内托透达之剂的同时,辅以中药药线、药膏、药粉外用。对于有袋脓或乳漏者,采用垫棉压迫疗法。袁绍梅等采用中药外敷方法治疗乳痈病。她使用大黄 60g,芒硝 240g,姜黄 60g,丹参 60g,研碎,用陈醋调成糊状敷于硬结处,每日 2 次,与对照组青霉素治疗对比,有效率达 93.3%;临床上,此药方外敷在治疗乳腺炎过程中,解毒、消肿、镇痛作用发挥迅速,药效直达病所,且价格低、操作简单。黄羚等采用中药经验方外敷治疗急性乳腺炎,以榔榆(又称田柳树,浙江乐清)、凤仙透骨草(又名小桃红,其种子为急性子)为主要组成,佐以白糖,捣烂制糊约 50g 外敷肿块部位,与青霉素静滴治疗对比,中药外敷治疗组总有效率达 92.06%。乳痈病的外治法以中药外敷治疗最为常见,且疗效尤显。在针灸治疗乳痈方面,现代医家亦有相关的临床经验。王晓昆等采用针刺合温针灸治疗急性乳腺炎的郁乳期,选用腧穴为局部阿是穴、天池、膺窗、膻中、中脘、天宗、肩井穴,如局部红肿疼痛者,加施温针灸。肖璐在围刺局部肿块的基础上,结合拔罐治疗乳痈病。除选取局部阿是穴、膻中外,配以远端腧穴内关、足三里、足临泣、太冲、双侧天宗穴拔罐。乳腺以通为顺,早期治疗原则以疏通为主,疏肝理气,宽胸散结。李荣娟等则采用耳穴压豆联合拔罐治疗乳痈初起,耳穴主要取胸、胃、肝、乳腺、三焦、神门等穴,以王不留行籽固定,每日一次,3 天为一个疗程,并配合屋翳穴(胸部,第 2

肋间隙,距前正中线 4 寸)、乳通穴(胸部,第 3 肋间隙,距前正中线 5 寸)、乳根穴(胸部,当乳头直下,乳房根部,第 5 肋间隙,距前正中线 4 寸)拔罐治疗,与静滴头孢硫脒加生理盐水治疗对比,治疗组总有效率为 97.5%。耳穴治疗通过对病变部位的良性刺激,促使其功能恢复正常,调节自身气血运行,以达到行气活血、消肿镇痛的目的。

中医外科对浆细胞乳腺炎、肉芽肿性乳腺炎有独到的认识和独特的治疗方法。对于已成瘘管的慢性乳腺炎患者,顾伯华采用特色的挂线疗法和切开疗法,并配合中药粉剂和油膏外用。这些方法可以缓解患者疼痛,降低复发率。该法替代了西医对该病采取的乳房全切除或部分切除的手术,保留了患者的乳房。陈一东等应用提脓药捻引流,配合火针洞式烙口术治疗,将金黄散水蜜外敷后,取刮匙棉捻排脓祛腐,湿敷土黄连液,取四子散药包热敷,与手术组对比,中医外治组治愈率较低,但中医外治治疗对患者乳房外形更为理想。要结合患者自身的治疗需求和对乳房外形要求的选择,肉芽肿性乳腺炎的治疗才能取得更好的效果,满足患者的需要。近年来,火针疗法在粉刺性乳痈的治疗方面得到了广泛的应用。明代陈实功曾在《外科正宗》中提到:"火针之法由来异,胜如服药并奇治,将针一点破皮囊,肿消痛止随游戏。"火针是将针具用火烧红后快速刺入病灶处,充分发挥温热效应,可使脓液排除。林毅创新性地运用火针洞式烙口引流术治疗乳腺脓肿,保护乳房外形,突显了中医特色疗法的优势。该技术于 2012 年纳入国家中医药管理局适宜诊疗技术全国推广项目。夏仲元认为,采用火针尤其适用于浅表小脓肿及溃后期脓出不畅的情况,火针治疗可托脓外出,符合中医"给邪以出路"的治疗思路,并且具有创面小、愈合快、瘢痕小的优点。

2022 年 3 月 3 日,浙江省首家中医乳病外治中心在浙江省中医院正式成立,该中心整合了中医针灸、推拿、中药制剂、中医护理等各专业的优势技术,融合创新,形成了独特的优势。对于急性乳腺炎患者,该中心通过手法通乳、中药外敷、刮痧推拿、针灸、耳穴压豆、火龙灸等外治法综合治疗,并结合医院研制的"乳腺九号方"内服,实现在乳腺炎治愈的同时,持续无痛哺乳;对于乳腺炎症患者疼痛和水肿的症状,通过局部放血疗法和耳针疗法,可有效缓解症状并为进一步治疗打好基础;再如,针对乳腺增生症,采用穴位埋线的治疗方法,可取得显著效果。针对慢性乳腺炎患者,在内服中药的同时,配合医院研制的清热凉血软膏,可缓解红肿、热痛症状,提高患者的生活质量。浙江省中医院乳腺外科自创科以来,在乳腺疾病的外治技术方面一直不断探索,通过对传统的中医外治技术进行梳注整理、专项研究、集中研讨、临床检验、学术印证等,逐渐形成了今天相对成熟、实用有效的系列外治技术。

(高秀飞,金 莹)

参考文献

黄羚,秦田雨,时晶.赵飞白经验方外治急性乳腺炎临床观察.河南中医,2016,36(1):126-127.

李荣娟,葛建立,张欣,等.耳压拔罐联合治疗早期乳痈临床研究.河北中医药学报,2015,30(3):50-52.

林毅,唐汉钧.现代中医乳房病学.北京:人民卫生出版社,2003.

彭婧,李黎靖,刘昕怡,等.火针为主综合治疗非哺乳期乳腺炎30例.安徽中医药大学学报,2020,39(5):47-50.

司徒红林,朱华宇,井含光,等.林毅教授应用火针洞式烙口引流术治疗乳腺脓肿经验.中国中西医结合杂志,2021,41(4):505-507.

王晓昆,尚秀葵.针刺合温针灸治疗哺乳期乳痈郁乳期62例.中国中医药现代远程教育,2017,15(12):121-123.

肖璐.围刺结合拔罐治疗乳痈52例.针灸临床杂志,2010,26(12):27-28.

袁绍梅,吴丹.中药外敷治疗急性乳腺炎45例疗效观察.四川中医,2011,29(6):83-84.

张爱琴,张董晓,付娜,等.粉刺性乳痈的中医治疗研究进展.山西中医,2022,38(5):66-68.

第二章　乳腺病常用中医外治方法

近年来，在饮食结构、生活压力等诸多因素的影响下，乳腺病的发病率呈逐年上升趋势。常见的乳腺病有乳房良性肿瘤、乳房恶性肿瘤、乳房炎症性疾病、乳房增生性疾病等。浙江省中医院乳腺外科中西医治疗乳腺病，尤其是中药内服结合中医外治方法，在乳腺炎症性疾病、乳腺增生性疾病及乳腺癌治疗后诸多症状管理中的应用有其独特的优势。

中医外治法是中医学的重要组成部分，是指不经口服给药，而经体表皮肤及黏膜等途径使用中草药进行敷、贴、熏、洗、灸等，以及使用某些手法和器械来治疗疾病的方法，具有简、便、易、廉的特点。结合浙江省中医院乳腺外科中医外治法临床应用经验及文献查询，本章重点讲述常见中医外治法在乳腺病治疗中的临床应用，涵盖中药溻渍疗法、耳穴压豆法、刮痧疗法、拔罐疗法、各类灸法、中药贴敷疗法、经穴推拿疗法、放血疗法、中药泡洗法、针刺法等。

第一节　中药溻渍疗法

中药溻渍疗法是指中药煎汤后，将纱布或棉絮浸泡于药液中，乘热湿敷、淋洗、浸泡患处，以达到疏通腠理、调和气血、祛邪消毒作用的一种外治方法。

【适应证】

皮损渗出液较多或脓性分泌物较多的急慢性皮肤炎症及筋骨关节损伤等，如丹毒、脱疽、急性湿疹、足癣感染、烧伤、肢端骨髓炎、扭挫伤、筋骨关节劳损等。

【禁忌证】

疮疡脓肿迅速扩散、大疱性皮肤病、表皮剥脱松懈症等的患者禁用。忌用于皮肤破损处、身体大血管处、局部无知觉处,以及孕妇的腹部和腰骶部。

【操作方法】

1. 体位

协助患者取合理体位,暴露溻渍部位,下垫橡胶单或中单,注意保暖和遮挡。

2. 评估

评估患者主要症状、既往史、过敏史、是否妊娠。检查治疗部位皮肤有无破损。

3. 溻渍

遵医嘱配制药液,药液温度适宜(38～40℃),并倒入容器内,将纱布(6～8层)或棉絮在药液中浸湿后,用镊子取出稍加拧挤至不滴水为度,抖开,试温后敷于患处,并轻压使之与皮损处密切接触,敷布大小宜与患处相当;每隔3～5分钟用镊子夹取纱布或棉絮浸湿后乘热反复湿敷或淋洗在敷布上,注意观察敷布的温度和湿度,可将弯盘放在中单上以接取滴落的药液,或将溻渍部位直接浸泡于容器中,溻渍时间常规为20～30分钟。

4. 告知

溻渍过程中或者治疗结束后局部如有灼痛、瘙痒、皮疹等不适症状,应及时反馈给医护人员,局部避免冷水冲洗。

【注意事项】

1.注意消毒隔离,避免发生交叉感染。药液要新鲜,敷布一定要紧贴患处,方可奏效。

2.药液温度适宜,常规为38～40℃。敷药前要辨证:热证凉敷,低于体温,以患者可耐受为宜;寒证热敷,老年人、儿童药液温度不超过50℃,避免烫伤。

3.操作时不宜外盖不透气的敷料,如油纸、塑料膜等,以免阻止渗出性病变的水分蒸发而加重病情。

【临床运用】

1. 中药溻渍在急性乳腺炎患者中的应用

王月然等选取60例哺乳期急性乳腺炎初期患者,按随机数字表法分为观察组和对照组,每组 30 例。对照组给予乳腺外科常规治疗与护理,观察组在对照组基础上给予中药溻渍治疗,比较两组患者临床疗效、疗程、疼痛评分、肿块大小分级、不良反应发生情况。结果显示,观察组总有效率为 96.67%,显著高于对照组(83.33%),差异有统计学意义($P<0.05$)。观察组平均住院天数明显少于对照组,差异有统计学意义($P<0.05$)。干预后两组疼痛评分均较干预前降低,且观察组低于对照组($P<0.05$)。干预后观察组肿块大小分级低于对照组($P<0.05$)。综上,中药溻渍治疗哺乳期急性乳腺炎初期效果显著,且绿色安全、无不良反应,值得临床推广应用。

2. 中药溻渍在乳腺增生症患者中的应用

李晓翠等将收治的 70 例乳腺增生患者随机分为对照组和治疗组,每组 35 例。治疗组采用桂枝茯苓汤口服结合四子散溻渍治疗,对照组采用桂枝茯苓汤口服,从疼痛程度、肿块大小与消失情况比较两组治疗效果。结果显示,桂枝茯苓汤内服结合四子散溻渍治疗乳腺增生的临床疗效显著,治疗组总有效率明显高于对照组($P<0.05$)。

(陈晓洁)

参考文献

李晓翠,谢华.桂枝茯苓汤合四子散溻渍治疗乳腺增生的临床疗效观察.中国社区医师,2018,34(26):118-120.

王月然,暴银素,王利然,等.中药溻渍治疗哺乳期急性乳腺炎初期临床研究.新中医,2019,51(10):302-304.

第二节　耳穴压豆法

耳穴压豆法,又称耳穴贴压法、耳穴埋籽法,是指采用王不留行籽、莱菔子、磁珠等丸状物贴压于耳廓上的穴位或反应点,通过疏通经络、调整脏腑气血功能,促进机体的阴阳平衡,达到防治疾病、改善症状的一种操作方法,属于耳针技术范畴。

【适应证】

1.疼痛性疾病,如各种扭挫伤、头痛、神经痛等。

2.炎性疾病及传染病,如急慢性结肠炎、牙周炎、咽喉炎等。

3.功能紊乱性疾病,如胃肠神经症、心律不齐、高血压、神经衰弱等。

4.过敏及变态反应性疾病,如哮喘、过敏性鼻炎、荨麻疹。

5.内分泌代谢性疾病,如糖尿病、绝经期综合征。

6.其他,如内、外、妇、儿、五官、伤科的功能性疾病,亦可用于预防感冒、晕车、晕船及预防和处理输血、输液反应等。

【禁忌证】

1.耳廓上有湿疹、炎症、溃疡、冻疮破溃者。

2.有习惯性流产史的孕妇;妇女妊娠期也应慎用,尤其不宜用于子宫、卵巢、内分泌、肾等穴位。

3.年老体弱、有严重器质性疾病者慎用。

【操作方法】

1. 体位

患者取合适体位。

2. 评估

评估患者主要症状、既往史、过敏史、是否妊娠。检查耳部皮肤有无破损和污垢,必要时擦净双耳。

3. 探穴

进行耳穴探查,找出阳性反应点,并结合病情,确定主、配穴位。

4. 贴压

皮肤消毒后,一手托持耳廓,另一手用镊子或血管钳夹取贴压用物,以王不留行籽或磁珠为中心点,对准穴位紧贴压其上,并轻轻揉按1～2分钟。每次以贴压5～7个穴位为宜。每日按压3～5次,隔1～3天换1次,两耳交替或同时贴用。

5. 告知

操作后协助患者取舒适体位,给予耳穴压豆指导并告知注意事项。

【注意事项】

1. 耳廓局部有炎症、冻疮或表面皮肤有溃破者，有习惯性流产史的孕妇不宜施行。

2. 耳穴压豆每次选择一侧耳穴，双侧耳穴轮流使用，如双耳同时贴压，疗程之间建议休息 1～2 天。夏季易出汗，留置时间 1～3 天；冬季留置 3～7 天。

3. 观察患者耳部皮肤情况，留置期间应防止胶布脱落或污染；对普通胶布过敏者改用脱敏胶布。

4. 患者侧卧位耳部感觉不适时，可适当调整。

【临床应用】

1. 耳穴压豆在乳腺癌围手术期患者中的应用

俞国红等观察 64 例乳腺癌改良根治术患者，分为对照组和治疗组，每组 32 例。对照组实施乳腺癌根治术常规围手术期治疗，治疗组在常规治疗基础上加用耳穴压豆治疗。采用疼痛数字评分法（NRS）评估两组患者术后的疼痛程度，记录患者术后睡眠质量及出院时间。结果显示，两组患者术后第 1、2 天 NRS 疼痛评分、睡眠质量、出院时间差异均有统计学意义（$P<0.05$）。耳穴压豆能够有效降低乳腺癌患者术后疼痛程度，提高睡眠质量，是术后快速康复的一种有效疗法。

2. 耳穴压豆在乳腺增生症患者中的应用

朱云云等对 89 例经 B 超证实为乳腺增生症的患者，选用胸、内分泌、胸椎、肝等 4 个穴位进行耳穴压豆治疗，经临床观察治愈 35 例，显效 45 例，有效 5 例，总有效率为 95.5%。耳穴压豆治疗乳腺增生症方法简单，疗效显著，经济实惠，患者易于接受。

李彩莲等将 72 例患者随机分为观察组和对照组，每组 36 例。观察组采用耳穴贴压配合皮内针治疗，对照组采用普通针刺，隔日 1 次，3 次为一个疗程，连续治疗 5 个疗程。比较两组患者治疗前后症状、体征积分，并比较两组临床疗效。结果显示，两组患者治疗后症状、体征积分较治疗前明显下降（$P<0.05$），观察组明显优于对照组（$P<0.05$），且观察组总有效率明显高于对照组（$P<0.05$），说明耳穴贴压配合皮内针治疗乳腺增生症效果显著。

3. 耳穴压豆在产妇哺乳期促进乳汁分泌中的应用

吕来芝将 167 例自然分娩的产妇随机分为观察组（84 例）和对照组（83 例），对照组给予产科常规护理及母乳喂养指导，观察组在此基础上给予耳穴压豆治疗并在产后 2 小时及时进行乳房穴位按摩。结果显示,观察组泌乳率、泌乳量、乳房舒适度明显高于对照组($P<0.01$),耳穴压豆结合早期乳房穴位按摩可促进产后乳汁分泌,增加泌乳量,提高母乳喂养率。

张贤等采用随机、单盲、平行对照的方法,将 90 例自然分娩的气郁质产妇分为观察组和对照组,每组 45 例。其中,对照组脱落 1 例。在标准护理的基础上,观察组产后 2 小时耳穴贴压解郁组穴(胸区、乳腺穴、神门、内分泌、皮质下、肝、胆),同时对照组贴压假耳穴(轮 4、轮 2、轮 1、轮 5、耳尖、角窝中、垂前),治疗 3 天,观察两组产妇泌乳始动时间、泌乳量、泌乳率和气郁症状积分。结果显示,两组产妇泌乳始动时间差异有统计学意义($P<0.05$),泌乳量组间无显著性差异,中医症状积分两组间有显著差异($P<0.01$),观察组于产后 24 小时、对照组于产后 48 小时泌乳率达到 100%,说明耳穴贴压解郁组穴能够促进气郁体质自然分娩产妇产后泌乳,改善产妇气郁症状,缩短泌乳始动时间,提高 24 小时泌乳率,但对提高泌乳量的作用不显著。

(陈晓洁)

参考文献

李彩莲,段晓荣,田春艳,等.耳穴贴压配合皮内针治疗乳腺增生病疗效观察.上海针灸杂志,2018,37(8):900-903.

吕来芝.耳穴埋豆方法联合早期乳房穴位按摩在促进母乳喂养中临床效果观察.中国实用医药,2014,9(16):230-231.

俞国红,顾锡冬,胡婵娟,等.耳穴贴压在乳腺癌患者围手术期快速康复中的应用.现代实用医学,2014,26(6):695-696.

张贤,耿秀苹.耳穴解郁组穴贴压促进气郁体质产妇泌乳的临床研究.长春中医药大学学报,2019,35(4):707-710.

朱云云,卢四霞,朱敏.耳穴埋豆治疗 89 例乳腺增生症的疗效观察及护理体会.内蒙古中医药,2015(2):175.

第三节　刮痧疗法

刮痧疗法是指应用边缘钝滑的器具蘸取一定的介质,在患者体表一定部位或者穴位的皮肤上反复刮摩,使局部皮肤出现瘀斑或痧痕,使脏腑秽浊之气经腠理通达于外,从而促使气血流畅,达到防治疾病的一种方法。

【适应证】

1.适用于外感性疾病所致的不适,如高热头痛、恶心呕吐、腹痛腹泻等。

2.适用于气血瘀阻引起的各种病症,如肩颈痛、腰腿痛、头痛等。

【禁忌证】

1.严重心血管疾病、肝肾功能不全、出血倾向疾病、感染性疾病、极度虚弱、皮肤疖肿包块、皮肤过敏者不宜进行刮痧。

2.空腹及饱食后不宜进行刮痧。

3.急性扭挫伤、皮肤出现肿胀破溃者不宜进行刮痧。

4.刮痧不配合者,如醉酒、精神分裂症、抽搐者不宜进行刮痧。

5.不宜刮痧部位有乳头、阴部,孕妇的腹部、腰骶部及小儿囟门未合头部禁刮。

【操作方法】

1.体位

协助患者取合适体位,暴露刮痧部位,注意保护隐私及保暖。

2.评估

评估患者主要症状、既往史、过敏史、是否妊娠。检查刮痧部位皮肤有无破损。检查刮具边缘有无缺损。

3.刮痧

用刮痧板蘸取适量介质涂抹于刮痧部位。单手握板,将刮痧板放置在掌心,用拇指、食指和中指夹住刮痧板,无名指、小指紧贴刮痧板边角,从三个角度固定刮痧板。刮痧时利用指力和腕力调整刮痧板角度,使刮痧板与皮肤之间夹角约为 45°,以肘关节为轴心,前臂做有规律的移动。

刮痧顺序:一般为先头面后手足,先腰背后胸腹,先上肢后下肢,先内侧后外侧逐步进行。刮痧时用力要均匀,由轻到重,以患者能耐受为度;单一方向,不要来回刮。每个部位一般刮20～30次,局部刮痧一般5～10分钟。

4. 观察

密切观察病情及局部皮肤颜色变化,询问患者有无不适,适时调节手法力度。一般刮至皮肤出现红紫为度,或出现粟粒状、丘疹样斑点,或条索状斑块等形态变化,并伴有局部热感或轻微疼痛。对于一些不易出痧或出痧较少的患者,不可强求出痧。

5. 告知

刮痧完毕,清洁局部皮肤,协助患者穿衣,告知刮痧注意事项。

6. 常用刮痧手法

(1)轻刮法　刮痧板接触皮肤下压刮拭的力量小,被刮者无疼痛及其他不适感。轻刮后皮肤仅出现微红,无瘀斑。此法宜用于老年体弱者、疼痛敏感部位及虚证的患者。

(2)重刮法　刮痧板接触皮肤下压刮拭的力量较大,以患者能承受为度。此法宜用于腰背部脊柱两侧、下肢软组织较丰富处、青壮年体质较强,及实证、热证、痛症患者。

(3)快刮法　刮拭的频率在每分钟30次以上。此法宜用于体质强壮者,主要用于刮拭背部、四肢,以及辨证属于急性、外感病证的患者。

(4)慢刮法　刮拭的频率在每分钟30次及以内。此法主要用于刮拭头面部、胸部、下肢内侧等部位,以及辨证属于内科、体虚的慢性病患者。

(5)直线刮法(又称直板刮法)　用刮痧板在人体体表进行有一定长度的直线刮拭。此法宜用于身体比较平坦的部位,如背部、胸腹部、四肢等部位。

(6)弧线刮法　刮拭方向呈弧线形,刮拭后体表出现弧线形的痧痕,操作时刮痧方向多循肌肉走行或根据骨骼结构特点而定。此法宜用于胸背部肋间隙、肩关节和膝关节周围等部位。

(7)摩擦法　将刮痧板与皮肤直接紧贴,或隔衣布进行有规律的旋转移动,或直线式往返移动,使皮肤产生热感。此法适宜用于麻木或绵绵隐痛的部位,如肩胛内侧、腰部和腹部;也可用于刮痧前,使患者放松。

(8)梳刮法　使用刮痧板或刮痧梳从前额发际处,即双侧太阳穴处向后发际处做有规律的单向刮拭,如梳头状。此法适宜用于头痛、头晕、疲劳、失眠和精神紧张等病症患者。

(9)点压法(点穴法)　用刮痧板的边角直接点压穴位,力量逐渐加重,以患者能承受为度,保持数秒后快速抬起,重复操作5～10次。此法适宜用于肌肉丰满处的穴位,或刮痧力量不能深达,或不宜直接刮拭的骨关节凹陷部位,如环跳、委中、犊鼻、水沟和背部脊柱棘突之间等。

(10)按揉法　刮痧板在穴位处做点压按揉,点压后做往返或顺逆旋转。操作时刮痧板应紧贴皮肤不滑动,每分钟按揉50～100次。此法适宜用于太阳、曲池、足三里、内关、太冲、涌泉、三阴交等穴位。

(11)角刮法　使用角形刮痧板或将刮痧板的棱角接触皮肤,与体表呈45°角,自上而下或由里向外刮拭。此法适宜用于四肢关节、脊柱两侧、骨骼之间和肩关节周围,如风池、内关、合谷、中府等穴位。

(12)边刮法　用刮痧板的长条棱边进行刮拭。此法适宜用于面积较大部位,如腹部、背部和下肢等。

【注意事项】

1. 刮痧部位的皮肤会有轻微疼痛、灼热感,刮痧过程中如有不适,应及时告知。

2. 刮痧部位出现红紫色痧点或瘀斑为正常表现,数日可消除。

3. 刮痧结束后最好饮用一杯温水,不宜即刻食用生冷食物,出痧后30分钟内不宜洗冷水澡。

4. 冬季应避免感受风寒;夏季应避免风扇、空调直吹刮痧部位。

5. 刮痧过程中若出现头晕、目眩、心慌、出冷汗、面色苍白、恶心欲吐,甚至神昏仆倒等晕刮现象,应立即停止刮痧,取平卧位,立刻通知医生,配合处理。

【临床运用】

1. 刮痧疗法在乳腺增生症患者中的应用

何芙蓉等将48例乳腺增生症患者随机分成试验组和对照组,每组24例。试验组采用四肢远端循经刮痧,对照组采用针刺治疗,两组都采用彩超和激光多普勒血流仪进行监测,观察治疗前后的临床效应及乳腺微循环血流灌注量变化。结果显示,两组均能有效地治疗乳腺增生症,但试验组治疗对改善患者血流量优于对照组($P<0.05$),远端循经刮痧能够改善乳腺微循环血流灌注量,对治疗乳腺增生症临床有效。

李敏萍等采用随机数字表法将86例乳腺增生症患者分为治疗组和对照组,每组43例。治疗组采用穴位埋线结合刮痧治疗,对照组选择中成药岩鹿乳康胶囊治疗,比较两组患者乳房疼痛分级、乳房肿块大小分级及临床疗效。结果显示,总有效率治疗组(86%)高于对照组(62.8%)($P<0.05$);治疗后两组患者乳房疼痛分级均较治疗前降低($P<0.05$),治疗组低于对照组($P<0.01$);治疗后两组患者乳房肿块大小分级均较治疗前降低($P<0.05$),治疗组低于对照组($P<0.01$)。综上,穴位埋线结合刮痧治疗乳腺增生症,操作简便,绿色安全,具有一定的临床推广价值。

(陈晓洁)

 参考文献

何芙蓉,林娇燕,郑关凤.远端循经刮痧对乳腺增生病的临床效应研究.云南中医药大学学报,2016,39(6):45-48.

李敏萍,熊飞升,柴杰,等.穴位埋线结合刮痧治疗乳腺增生症疗效观察.西部中医药,2019,32(5):116-119.

第四节　拔罐疗法

拔罐疗法是指以罐为工具,利用燃烧、抽吸、蒸汽等方法形成罐内负压,使罐吸附于腧穴或相应体表部位,使局部皮肤充血或瘀血,达到温通经络、祛风散寒、消肿止痛、吸毒排脓等防治疾病的中医外治技术,包括留罐法、闪罐法及走罐法等。

【适应证】

1.适用于风湿痹痛、各种神经麻痹,以及一些急慢性疼痛,如腰背痛、痛经、头痛等。

2.用于感冒、咳嗽、哮喘、消化不良、胃脘痛、眩晕、失眠等脏腑功能紊乱方面的病症。

3.丹毒、毒蛇咬伤、疮疡初起未溃等外科疾病。

【禁忌证】

1.急性危重疾病、接触性传染病、严重心脏病以及血小板减少性紫癜、白血病及血友病等出血性疾病。

2.精神分裂症、抽搐、重度神经质及不合作者。

3.瘰疬、疝气处、皮肤过敏、皮肤肿瘤(肿块)部、皮肤溃烂部、急性外伤性骨折、中度和重度水肿部位。

4.孕妇腹部及腰骶部、心尖区、体表大动脉搏动处、静脉曲张处及其他大血管部位。

【操作方法】

1.体位

协助患者取合理、舒适体位,充分暴露拔罐部位,注意保护隐私及保暖。

2.评估

评估患者主要症状、既往史、是否妊娠。检查拔罐部位皮肤有无破损。根据拔罐部位选择火罐的大小及数量,检查罐口周围,确保完好无损。

3.拔罐

以玻璃罐为例:使用闪火法、投火法或贴棉法将罐体吸附在选定部位。

4.观察

观察罐体吸附情况和皮肤颜色,询问有无不适感。

5.起罐

左手轻按罐具,向左倾斜,右手食指或拇指按住罐口右侧皮肤,使罐口与皮肤之间形成空隙,空气进入罐内,顺势将罐取下。不可硬行上提或旋转提拔。

6.告知

拔罐后可饮一杯温开水,告知拔罐相关注意事项,夏季拔罐部位忌风扇或空调直吹。

7.常用拔罐手法

(1)闪罐　闪罐是指以闪火法或抽气法使罐吸附于皮肤后,立即拔起,反复吸拔多次,直至皮肤潮红发热的一种拔罐方法,以皮肤潮红、充血或瘀血为度。此法适用于感冒、皮肤麻木、面部病症、中风后遗症或虚弱病症。

(2)走罐　走罐又称推罐,先在罐口或吸拔部位涂一层润滑剂,将罐吸拔于皮肤上,再以手握住罐底,稍倾斜罐体,前后推拉,或做环形旋转运动,如此反复数次,直至皮肤潮红、深红或起痧点。此法适用于急性热病或深部组织气血瘀滞之疼痛、外感风寒、神经痛、风湿痹痛及较大范围疼痛等。

(3)留罐　留罐又称坐罐,即火罐吸拔在应拔部位后留置10～15分钟。此法适用于临床大部分病症。

8.其他拔罐方法

（1）煮罐法　一般使用竹罐,将竹罐倒置在沸水或药液中,煮沸1～2分钟,用镊子夹住罐底,提出后用毛巾吸去表面水分,趁热按在皮肤上半分钟左右,令其吸牢。

（2）抽气罐法　用抽气罐置于选定部位上,抽出空气,使其产生负压而吸于体表。

【注意事项】

1.拔罐时要选择合适体位和肌肉丰满的部位,不宜选择骨骼凹凸不平及毛发较多的部位。

2.面部,以及儿童、年老体弱者拔罐的吸附力不宜过大。

3.拔罐和留罐中要注意观察患者的反应,患者如有不适感,应立即起罐;严重时可让患者平卧,保暖并饮热水或糖水,还可揉内关、合谷、太阳、足三里等穴。

4.起罐后,皮肤会出现与罐口相当大小的紫红色瘀斑,为正常表现,数日方可消除。如出现小水疱,不必处理,可自行吸收;如水疱较大,消毒局部皮肤后,用无菌注射器吸出疱液,覆盖消毒敷料。

5.操作过程中防止点燃后酒精下滴烫伤皮肤;点燃酒精棉球后,切勿较长时间停留于罐口及罐内,以免将火罐烧热烫伤皮肤;拔罐过程中注意防火。

6.闪罐时,操作手法要熟练,动作轻、快、准;至少选择3个口径相同的火罐轮换使用,以免罐口烧热烫伤皮肤。

7.走罐时,选用口径较大、罐壁较厚且光滑的玻璃罐;施术部位应面积宽大、肌肉丰厚,如胸背、腰部、腹部、大腿等。

8.留罐时,对于儿童,拔罐力量不宜过大,留罐时间不宜过长;在肌肉薄弱处或吸拔力较强时,留罐时间不宜过长。

【临床运用】

1.拔罐疗法在乳腺增生症患者中的应用

张玲玲等将100例乳腺增生症患者按照随机分配原则分为治疗组(推拿结合拔罐疗法)和对照组(口服乳康片结合拔罐疗法),每组50例。治疗组每次操作30分钟,于月经后第6—8天、13—15天、22—27天各治疗3次,9次为一个疗程,治疗2个疗程;对照组口服乳康片结合拔罐疗法,每周1次,20天为一个疗程,连续2个疗程。结果显示,治疗组愈显率为64%,有效率为96%;对照组愈显率为32%,有效率为90%。综上,推拿结合拔罐治疗肝郁气滞型乳腺增生症,能明显缓解或消除患者的临床症状,改善预后,值得临床进一步推广应用。

2. 拔罐疗法在血瘀质女性中的应用

蒋新军等选取98例血瘀质女性为研究对象,于每次月经前1周采取火罐疗法(平衡火罐及穴位火罐),每隔3天1次,每月2次,连续3个月,共6次,比较拔罐前后血瘀质女性的经期症状及抑郁情况。结果显示,血瘀质女性的痛经情况、经期血块、月经量及伴随症状(乳房胀痛、下腹坠胀、腰骶酸痛、月经间期出血、腹泻、疲倦乏力)等在拔罐后均有所改善($P < 0.05$),抑郁评分及抑郁发生率也有所降低($P < 0.05$)。综上,火罐疗法能减轻经期部分主要症状及伴随症状,降低抑郁评分及抑郁的发生率,可作为血瘀质女性调经及养生保健的一种有效方法。

(陈晓洁)

 参考文献

蒋新军,陈燕,霍依,等.火罐疗法对血瘀质女性经期症状及抑郁干预效果观察.护理研究,2016,30(2):571-574.

张玲玲,贾梦云,林文伟,等.推拿结合拔罐治疗肝郁气滞型乳腺增生症50例.世界最新医学信息文摘,2019,19(61):156-157.

第五节 灸 法

灸法是指采用不同的方法将艾条或艾绒点燃作用于选定的穴位或病痛部位之上,通过艾的温热和药力作用刺激穴位或病痛部位,达到温经散寒、扶阳固脱、消瘀散结、防治疾病的一种操作方法。

【适应证】

1.适用于各种慢性虚寒型疾病及寒湿所致的疼痛,如胃脘痛、腰背酸痛、四肢凉痛、月经寒痛等。

2.适用于中气不足所致的急性腹痛、吐泻、四肢不温等症状。

【禁忌证】

1. 极度疲劳、过饥、过饱、大汗淋漓、情绪不稳者忌灸。

2. 凡属实热证或阴虚发热、邪热内炽等证禁灸,如高热、高血压危象、肺结核晚期、大量咯血、严重贫血、急性传染病、皮肤痈疽疮疖并有发热者忌灸。

3. 艾叶过敏者(闻到艾灸气味出现呕吐、憋气、头晕、连续打喷嚏、咳嗽等症状)、经常性皮肤过敏者忌灸。

【操作方法】

1. 体位

协助患者取合理、舒适体位。遵照医嘱确定施灸部位,充分暴露施灸部位,注意保护隐私及保暖。

2. 评估

评估主要症状、既往史、过敏史、是否妊娠,查看艾灸部位的皮肤情况及对热的感知度。

3. 常用施灸方法

(1)悬灸　采用点燃的艾条悬于选定的穴位或病痛部位之上,通过艾的温热和药力作用刺激穴位或病痛部位。①温和灸:将点燃的艾条对准施灸部位,距离皮肤2～3cm,使患者局部有温热感为宜,每处灸10～15分钟,至皮肤出现红晕为度;②雀啄灸:将点燃的艾条对准施灸部位2～3cm,一上一下进行施灸,如此反复,一般每穴灸10～15分钟,至皮肤出现红晕为度;③回旋灸:将点燃的艾条悬于施灸部位上方约2cm处,反复旋转移动范围约3cm,每处灸10～15分钟,至皮肤出现红晕为度。

(2)隔物灸　利用药物等材料将艾炷和穴位皮肤间隔开,借间隔物的药力和艾炷的特性发挥协同作用。①隔姜灸:用直径2～3cm、厚0.2～0.3cm的姜片,在其上用针点刺小孔若干,放在施灸的部位,将艾炷放置在姜片上,从顶端点燃艾炷,待燃尽时接续一个艾炷,一般灸5～10壮;②隔蒜灸:用厚度0.2～0.3cm的蒜片,在其上用针点刺小孔若干,将艾炷放置在蒜片上,从顶端点燃艾炷,待燃尽时接续一个艾炷,一般灸5～7壮;③隔盐灸:用于神阙穴灸,用干燥的食盐填平肚脐,上放艾炷,从顶端点燃艾炷,待燃尽时接续一个艾炷,一般灸3～9壮;④隔附子饼灸:用底面直径约2cm、厚0.2～0.5cm的附子饼,用针刺小孔若干,将艾炷放置在药饼上,从顶端点燃艾炷,待燃尽时接续一个艾炷,一般灸5～7壮。

施灸过程中及时将艾灰弹入弯盘,防止灼伤皮肤。施灸过程中询问患者有无不适,观察患者皮肤情况。酌情开窗通风,注意保暖,避免吹对流风。

施灸结束后,立即将艾条或艾绒放入灭火瓶,熄灭艾火。

4.告知

向患者做好灸法相关指导,灸后不宜进食生冷食物,避免吹冷风。

【注意事项】

1.大血管处,孕妇腹部和腰骶部,皮肤感染、溃疡、瘢痕处,以及有出血倾向者不宜施灸。空腹或餐后1小时左右不宜施灸。

2.一般情况下,施灸顺序自上而下,先头身后四肢。

3.施灸时防止艾灰脱落烧伤皮肤或衣物。

4.注意观察患者皮肤情况,对于糖尿病、肢体麻木及感觉迟钝的患者,尤应注意防止烧伤。

5.如局部出现小水疱,无须处理,自行吸收;水疱较大的,可用无菌注射器抽吸疱液,用无菌纱布覆盖。

【临床运用】

1.灸法在乳腺增生症患者中的应用

陈淑琪等对118例乳腺增生症患者实行温和灸,以肩井穴为主,针对9种中医体质(平和质、气虚质、血瘀质、痰湿质、气郁质、湿热质、阴虚质、阳虚质、特禀质),配以调整体质的穴位,遵循前后对照原则,观察易感体质,比较治疗前后乳房肿块、乳房疼痛、伴随症状情况。结果显示,9种体质乳房肿块治疗前后变化不大($P>$0.05);乳房疼痛评分和伴随症状中痰湿质、气虚质、血瘀质、气郁质、阳虚质有较好疗效($P<0.05$),其他体质差异无统计学意义($P>0.05$)。治疗后部分体质患者症状改善明显,但器质性病变短期内单纯艾灸手段难以逆转并具有局限性。

2.灸法在乳腺炎患者中的应用

金一妩将82例急性乳腺炎患者随机分为观察组(47例)和对照组(35例),均予中西医结合药物治疗。观察组在此基础上给予艾灸,观察两组治疗前后临床症状改善情况、血常规、临床疗效及复发率。结果显示,观察组临床症状改善情况及临床疗效均显著优于对照组,白细胞计数、中性粒细胞计数及复发率均显著低于对照组(均$P<0.05$)。综上,艾灸联合药物治疗急性乳腺炎能显著提高临床疗效。

3.灸法在乳腺癌患者症状管理中的应用

孙莉等采用随机数字表法,将90例乳腺癌患者根据手术先后顺序分为对照组和观察组,每组 45 例。对照组按常规进行患侧肢体功能锻炼,观察组在功能锻炼基础上给予艾灸,比较两组肩关节功能及患侧上肢握力。结果显示,两组肩关节功能比较,差异有统计学意义,观察组优于对照组,且术后第 15 天观察组得分接近于术前($P>0.05$);两组术肢握力比较,术后第 15 天观察组患侧上肢握力显著高于对照组,差异有统计学意义($P<0.05$)。综上,艾灸可有效改善乳腺癌改良根治术患侧肢体功能障碍,加快患侧肢体功能康复。

陈丽芳等选取乳腺癌术后化疗患者 60 例,将其分为治疗组(30 例)和对照组(30 例)。治疗组给予艾灸大椎和足三里穴位,持续艾灸 3 周;对照组仅予鲨肝醇 50mg,口服,每日 3 次,升血调元颗粒 10mg,每日 2 次,持续口服 3 周。比较两组患者升白细胞疗效,结果治疗组升高外周血白细胞效果快,有效率高,作用稳定持久,与对照组比较,差异均有统计学意义($P<0.05$)。综上,艾灸大椎和足三里穴位能有效防止乳腺癌化疗后白细胞减少的发生,且操作简单,费用低,无毒副作用,值得临床推广。

李娜等将 106 例乳腺癌化疗患者按照随机数字表法分为对照组和观察组,每组 53 例。对照组给予常规护理,观察组在对照组基础上实施艾灸联合穴位按摩护理。比较两组恶心、呕吐控制有效率,护理满意度以及生活质量。结果显示,干预后观察组恶心、呕吐控制总有效率显著高于对照组($P<0.05$);胃肠道反应缓解效果、护理操作、疾病知识、健康教育以及舒适度评分均明显高于对照组($P<0.05$);生理功能、精神健康、肌体疼痛、情感功能各项评分及总分均明显高于对照组($P<0.05$)。综上,艾灸联合穴位按摩护理可以显著减少乳腺癌患者化疗胃肠道不良反应,提高患者满意度,对患者生活质量的改善也有较好的促进作用。

(陈晓洁)

参考文献

陈丽芳,关次宜,张伟兰,等.艾灸大椎、足三里穴位防治乳腺癌化疗后白细胞减少症的临床研究.内蒙古中医药,2017,36(5):72-73.

陈淑琪,邹楚冰,邵瑛.温和灸干预异体质女大学生乳腺增生疗效观察.上海针灸杂志,2016,35(8):958-960.

金一妩.艾灸联合药物治疗急性乳腺炎临床观察.中国中医急症,2014,23(3):501-502.

李娜,陈飞娟,左翠.艾灸联合穴位按摩对乳腺癌化疗患者胃肠道反应及护理满意度的影响.齐鲁护理杂志,2019,25(16):111-113.

孙莉,左亚芹,高玲,等.艾灸促进乳腺癌改良根治术后病人患侧肢体功能康复的效果评价.护理研究,2015,29(34):4282-4284.

第六节 贴敷疗法

贴敷疗法是指将药物贴敷于患处或穴位的一种治疗方法。操作时将所需药物研成粉加适量赋形剂制成膏状或糊状贴敷于患处。该法具有通经活络、清热解毒、活血化瘀、消肿止痛等作用。

【适应证】

适用于外科的疝、痈、疽、疔疮、流注、跌打损伤、肠痈等病症。

【禁忌证】

无菌伤口、皮肤过敏者禁用。

【操作方法】

1. 体位

协助患者取合理、舒适体位,注意保暖和保护隐私。

2. 评估

评估主要症状、既往史、过敏史、是否妊娠,观察贴敷部位的皮肤情况。

3. 摊药

根据敷药面积,取大小合适的棉纸或薄胶纸,用压舌板将所需药物均匀地涂抹于棉纸或薄胶纸上,厚薄适中。

4. 敷药

将药物贴敷于穴位或部位上,做好固定,为避免药物受热溢出污染衣物,可加敷料或棉垫覆盖,以胶布或绷带固定,松紧适宜。

5. 告知

告知患者如局部有瘙痒、红疹、水疱等不适或症状,及时取下,严重者需对症处理。

【注意事项】

1.中药外敷时使用中单或无纺布,避免污染衣物。

2.配制后的药物不可放置过久,必要时需冷藏。

3.治疗期间禁食生冷、海鲜、辛辣刺激性食物。

4.中药外敷时密切注意病情变化、有无不良反应,出现皮肤过敏反应,局部瘙痒、红疹、水疱等立即停止敷药,并遵医嘱治疗。

5.除拔毒膏外,患处有红肿及溃烂时不宜敷贴药物,以免发生化脓性感染。

【临床运用】

1.中药贴敷疗法在哺乳期患者中的应用

张仙红等将120例初产妇随机分为对照组和观察组,每组60例。对照组给予常规母乳喂养、局部热敷、借助吸奶器吸奶、按摩、调理饮食对症处理;观察组在对照组的基础上配合中药外敷。观察48小时后两组产妇治疗效果,观察组(总有效率93.33%)优于对照组(总有效率65.00%),差异有统计学意义($P < 0.01$),说明中药外敷治疗产后乳房胀痛疗效明显,操作简单,具有一定的推广价值。

郭海云等将100例哺乳期急性乳腺炎患者随机分为试验组和对照组,每组50例。对照组采用四联疗法(微波＋乳房推拿＋50%硫酸镁湿敷＋抗菌药物),试验组采用中药外敷＋四联疗法,观察比较两组患者的临床疗效及住院时间。结果显示,试验组临床疗效优于对照组,住院时间短于对照组,两组比较差异均有统计学意义($P < 0.05$)。综上,中药外敷辅助治疗哺乳期急性乳腺炎效果显著、简便易行,对患者母乳喂养也可提供良好支持,值得临床推广应用。

2.中药贴敷疗法在乳房早发育患者中的应用

常春阳等将70例单纯乳房早发育女童随机分为治疗组与对照组,每组35例。两组均在饮食、运动疗法基础上加用药物干预,治疗组予中药外敷,对照组予大补阴丸口服,均以14天为一个疗程,共治疗2个疗程。分别于第1、2个疗程后评价临床疗效:治疗一个疗程后,治疗组总有效率为51.43%,对照组总有效率为57.14%,两组比较,差异无统计学意义($P > 0.05$);治疗2个疗程后,治疗组总有效率为88.57%,对照组总有效率为77.14%,两组比较,差异有统计学意义($P < 0.05$)。综上,中药外敷干预女童单纯乳房早发育有较好的疗效,且易于被患儿及家长所接受,疗程应不少于28天。

3.中药贴敷疗法在乳腺增生症患者中的应用

谭娟等选取乳腺增生患者90例为研究对象,随机分为治疗组与对照组,每组

45例。治疗组给予止痛散结饮联合中药外敷乳房治疗,对照组单纯给予乳癖散结胶囊治疗。结果显示,治疗组总有效率显著升高($P<0.05$),促卵泡激素及黄体生成素水平改善更显著,疼痛时间显著缩短,治疗前后肿块差值显著增大。综上,止痛散结饮联合中药外敷治疗乳腺增生能够显著提高临床疗效,并改善患者激素水平。

4. 中药贴敷疗法在浆细胞性乳腺炎患者中的应用

丁志明等对58例浆细胞性乳腺炎患者采用中西医结合方法进行辨证分型治疗。肿块期无红肿热痛者以温阳化痰、软坚散结的阳和汤为主;肿块期伴红肿热痛者以阳和汤加透脓散为主;脓成期以疏肝清胃、排脓透毒的瓜蒌牛蒡汤为主;愈合期以扶正祛邪、托里排脓的托里消毒散为主;各期配以相应的中药外敷,脓成后予以手术切开引流清创术治疗。观察患者的痊愈率、总有效率、复发率、保乳率以及乳房变形程度。结果显示,58例中痊愈53例,有效4例,无效1例,行乳房切除术1例,复发4例,乳房外形明显改变者5例,中位治疗时间为22天。综上,中西医结合加中药内服外敷治疗浆细胞性乳腺炎,可使治疗时间缩短,痊愈率升高,保乳率有效提高,乳房外形变形程度降低。

(陈晓洁)

参考文献

常春阳,景艺雅,杨丽珍.中药外敷治疗女童单纯乳房早发育35例临床研究.江苏中医药,2018,50(10):33-34.

丁志明.中医清创术配合中药内服外敷治疗浆细胞性乳腺炎56例.中国中西医结合外科杂志,2014,20(4):431-432.

郭海云,王恩礼,钟春嫦.自制中药外敷辅助治疗哺乳期急性乳腺炎的效果观察与护理.护理实践与研究,2015,12(5):145-146.

谭娟,吕莉莉,瞿倩.止痛散结饮联合中药外敷治疗乳腺增生症45例.陕西中医,2016,37(9):1166-1167.

张仙红,袁玉环.中药敷剂治疗产后乳房胀痛的临床观察.光明中医,2018,33(14):2001-2002.

第七节　经穴推拿

经穴推拿是指以按法、点法、推法、叩击法等手法作用于经络腧穴,具有减轻疼痛、调节胃肠功能、温经通络等作用的一种操作方法。

【适应证】

适用于各种急慢性疾病所致的痛症,如头痛、肩颈痛、腰腿痛、痛经,以及失眠、便秘等症状。

【禁忌证】

1.感染化脓的体表部位、皮肤烫伤和皮肤破损处。

2.诊断不明的急性脊柱损伤或伴有脊髓症状患者。

3.开放性的软组织损伤,各种骨折、结核、骨髓炎和严重的骨质疏松症。

4.严重的心、脑、肝、肾、肺部疾病,各种恶性肿瘤或体质过度虚弱者。

5.皮肤病、肝炎等感染性疾病的急性传染期、急性感染及发热性急病。

6.在饥饿和大运动量运动后。

7.凝血功能障碍(血小板计数$< 50 \times 10^9$/L)、妇女月经期、孕妇腰腹部。

【操作方法】

1.体位

协助患者取合理、舒适体位,注意保暖和保护隐私。

2.评估

评估主要症状、既往史、过敏史、是否妊娠或处于月经期,观察推拿部位的皮肤情况。

3.遵医嘱

遵医嘱确定腧穴部位,选择适宜的推拿手法及强度。

4.推拿时间

一般宜在餐后1~2小时进行。每个穴位施术1~2分钟,以局部穴位透热为度。

5.注意感受

操作过程中询问患者的感受。若有不适,应及时调整手法或停止操作,以防发生意外。

6.常见疾病推拿部位和穴位

(1)头面部　取穴印堂、太阳、头维、攒竹、上睛明、鱼腰、丝竹空、四白等。

(2)颈项部　取穴风池、风府、肩井、天柱、大椎等。

(3)胸腹部　取穴天突、膻中、中脘、下脘、气海、关元、天枢等。

(4)腰背部　取穴肺俞、肾俞、心俞、膈俞、华佗夹脊、大肠俞、命门、腰阳关等。

(5)肩部及上肢部　取穴肩髃、肩贞、手三里、天宗、曲池、极泉、小海、内关、合谷等。

(6)臀及下肢部　取穴环跳、居髎、风市、委中、昆仑、足三里、阳陵泉、梁丘、血海、膝眼等。

7.常用的推拿手法

(1)点法　用指端或屈曲的指间关节部着力于施术部位,持续地进行点压,称为点法。此法包括拇指端点法、屈拇指点法和屈食指点法等,临床上以拇指端点法常用。①拇指端点法:手握空拳,拇指伸直并紧靠于食指中节,以拇指端着力于施术部位或穴位。前臂与拇指主动发力,进行持续点压。此外,亦可采用拇指按法的手法形态,用拇指端进行持续点压。②屈拇指点法:屈拇指,以拇指指间关节桡侧着力于施术部位或穴位,拇指端抵于食指中节桡侧缘以助力。前臂与拇指主动施力,进行持续点压。③屈食指点法:屈食指,其他手指相握,以食指第一指间关节突起部着力于施术部位或穴位,拇指末节尺侧缘紧压食指指甲部以助力。前臂与食指主动施力,进行持续点压。

(2)揉法　以一定力按压在施术部位,带动皮下组织做环形运动的手法。①拇指揉法:以拇指罗纹面着力按压在施术部位,带动皮下组织做环形运动的手法。以拇指罗纹面置于施术部位,余四指置于其相对或合适的位置以助力,腕关节微屈或伸直,拇指主动做环形运动,带动皮肤和皮下组织,每分钟操作120~160次。②中指揉法:以中指罗纹面着力按压在施术部位,带动皮下组织做环形运动的手法。中指指间关节伸直,掌指关节微屈,以中指罗纹面着力于施术部位,前臂做主动运动,通过腕关节使中指罗纹面在施术部位上做轻柔灵活的小幅度环形运动,带动皮肤和皮下组织,每分钟操作120~160次。为加强揉动的力量,可以食指罗纹面搭于中指远侧指间关节背侧进行操作,也可用无名指罗纹面搭于中指远侧指尖关节背侧进行操作。③掌根揉法:以手掌掌面掌根部位着力按压在施术部位,带动皮下组织做环形运动的手法。肘关节微屈,腕关节放松并略背伸,手指自然弯曲,以掌根部附着于施术部位上,前臂做主动运动,带动腕掌做小幅度的环形运动,使掌根部在施术部位上做环形运动,带动皮肤和皮下组织,每分钟操作 120～160 次。

在临床实际运用中,上述这些基本操作方法可以单独或复合运用,也可以选用属于经穴推拿技术的其他手法,比如按法、点法、弹拨法、叩击法、拿法、掐法等,视具体情况而定。

（3）叩击法　用手特定部位,或用特制的器械,在治疗部位反复拍打叩击的一类手法,称为叩击类手法。各种叩击法操作时,用力应果断、快速,击打后将术手立即抬起,叩击的时间要短暂。击打时,手腕既要保持一定的姿势,又要放松,以一种有控制的弹性力进行叩击,使手法既有一定的力度,又感觉缓和舒适,切忌用暴力打击,以免造成不必要的损伤。

8. 告知

操作结束后,协助患者着衣,安置舒适卧位,告知相关注意事项,推拿部位注意保暖,患者可饮一杯温开水。

【注意事项】

1. 操作前应修剪指甲,以防损伤患者皮肤。
2. 操作时用力均匀、柔和、有力、持久,禁用暴力。
3. 操作过程中,注意保暖,保护患者隐私。
4. 有严重心血管疾病患者慎用叩击法。

【临床运用】

1. 中医手法排乳在哺乳期患者中的应用

顾锡冬等将 120 例郁滞期急性乳腺炎患者分为手法通乳组、温通中药组、手法中药组,每组 40 例。按疗程方案分别给予手法通乳、温通中药或者手法联合温通中药治疗,以 2 周为一个疗程,治疗一个疗程后观察。结果显示,手法通乳组的有效率为 92.5%,温通中药组为 87.5%,手法中药组为 100%,组间比较,差异均有统计学意义（$P<0.05$）。三组均有皮肤破损发生,其中手法通乳组为 3/40,温通中药组为 1/40,手法中药组为 3/40;皮下出血手法通乳组为 1/40,温通中药组为 0/40,手法中药组为 1/40;小儿湿疹手法通乳组为 1/40,温通中药组为 5/40,手法中药组为 4/40;均没有发现小儿腹泻。以上组间比较,差异均无统计学意义（$P>0.05$）。治疗后比较乳腺炎再发次数,温通中药组较手法通乳组少发生,差异有统计学意义（$P<0.05$）;而手法中药组较温通中药组少发生,差异亦有统计学意义（$P<$

0.001)。哺乳维持时间：手法中药组＞手法通乳组＞温通中药组（$P<0.001$）。综上，手法通乳或者中药治疗郁滞期急性乳腺炎均有效，而联合使用疗效更佳。

2. 经穴推拿在乳腺癌患者症状管理中的应用

陈晓洁等选择 35 例乳腺癌术后便秘患者采用腹部经穴点按推拿手法治疗，观察患者治疗后每日的排便次数、大便性状、排便感觉、肠鸣音等情况。结果显示，35 例中治愈 25 例，好转 7 例，未愈 3 例，总有效率达 91.4%，说明采用腹部经穴点按推拿治疗对乳腺癌术后便秘缓解效果明显。

易利霞等选择乳腺癌术后失眠患者 96 例，按随机数字表法分为观察组和对照组，每组 48 例。对照组在失眠常规护理基础上给予引阳入阴推拿，观察组在对照组基础上给予情绪释放技术干预，两组均干预 2 周。比较两组患者干预前后匹兹堡睡眠质量指数量表（PSQI）评分、多导睡眠图（PSG）指标、抑郁自评量表（SDS）和焦虑自评量表（SAS）评分。结果显示，干预后两组 PSQI 评分均明显下降，观察组 PSQI 评分低于对照组，差异有统计学意义（$P<0.05$）；观察组总睡眠时间长于对照组，觉醒次数及睡眠潜伏期少于对照组，差异有统计学意义（$P<0.01$）；观察组的 SDS 及 SAS 评分均低于对照组，差异有统计学意义（$P<0.01$）。综上，引阳入阴推拿联合情绪释放技术可以有效改善乳腺癌术后失眠患者的睡眠质量，并缓解患者焦虑、抑郁情绪，简单易用，疗效显著。

（陈晓洁）

参考文献

陈晓洁,汪永坚,严红妹.腹部点按排毒手法治疗乳腺癌术后便秘 35 例.江西中医药,2010,41(3):44-45.

顾锡冬,韩森,陈晓洁,等.手法通乳联合中药治疗郁滞期急性乳腺炎疗效观察.辽宁中医药大学学报,2018,20(9):124-126.

易利霞,曹予文,赵紫昊.引阳入阴推拿与情绪释放联合干预对改善乳腺癌术后患者失眠的效果观察.实用中医内科杂志,2023,37(2):119-121.

第八节　放血疗法

放血疗法是最常用的刺络疗法,是指经消毒后,用三棱针、粗毫针或小尖刀刺破或划破人体特定的穴位浅表脉络,放出少量血液,以外泄内蕴之热毒,达到治疗疾病的一种方法。它具有降压、镇静泻热、祛风止痒、泻火解毒、清热凉血、祛瘀生新等诸多作用。

【适应证】

放血疗法使用范围广,主要适用于阳证、实热证及血瘀证的患者。

【禁忌证】

1.患有血小板减少症、血友病等有出血倾向疾病者。

2.晕血者、血管瘤患者。

3.贫血、低血压、孕期、过饥过饱、醉酒、过度疲劳者,不宜使用此法。

【操作方法】

1.体位

协助患者取合理、舒适体位,暴露放血部位,注意保暖及保护隐私。

2.评估

评估主要症状、既往史、是否妊娠或处于月经期,观察放血部位的皮肤情况。

3.定位

遵医嘱确定放血的腧穴或部位。

4.消毒

常规消毒皮肤。

5.常用放血方法

(1)刺络法　该法又分点刺、挑刺、从刺三种刺法。点刺有速刺(对准放血处,迅速刺入1.5～3mm,然后迅速退出,放出少量血液或黏液。该法运用较多,大多数部位宜采用)和缓刺(缓慢地刺入静脉1～2mm,缓慢地退出,放出少量血液,适用于腘窝、肘窝、头面部放血)。挑刺指将针刺入皮肤或静脉后,随即针身倾斜,挑破皮肤或静脉,放出血液或黏液,适用于胸、背、耳背静脉等处的放血。从刺指用集束针在一定的部位行叩刺,刺数多、刺入浅,以有血珠渗出为度,适用于扭挫伤、脱发、皮肤病等。刺络法可以与拔罐疗法相结合。

(2)划割法 该法多采用小眉刀等刀具,持刀法以操作方便为宜,使刀身与划割部位大致垂直,然后进刀划割。该法适用于口腔内膜、耳背静脉等处的放血。

放血操作结束后再次消毒,必要时覆盖纱布。

6.告知

告知放血疗法相关注意事项。

【注意事项】

1.首先向患者做好解释工作,消除其不必要的顾虑。

2.放血针具必须严格消毒,防止发生感染。

3.针刺放血时应注意进针不宜过深,创口不宜过大,以免损伤其他组织。划割血管时宜划破即可,切不可割断血管。

4.一般放血量为 5 滴左右,宜 1 日 1 次或 2 日 1 次;放血量大者,1 周放血不超过 2 次,1～3 次为一个疗程。如出血不易停止,要采取压迫止血。

5.如放血疗法仅为对症急救应用,待病情缓解后,要先予以全面检查,再进行治疗。切不可滥用放血疗法。

【临床运用】

1.放血疗法在乳腺增生症患者中的应用

方芳等将 78 例乳腺增生症患者分为刺络拔罐组(28 例)、对照 1 组(26 例)和对照 2 组(24 例)三组。刺络拔罐组采用期门穴刺络拔罐进行治疗,对照 1 组采用口服消癖口服液进行治疗,对照 2 组采用针刺进行治疗,连续治疗 8 周后进行观察,并对治疗前后的有关数据进行对比。结果显示,刺络拔罐组临床总有效率为96.43%,对照 1 组总有效率为 88.46%,对照 2 组总有效率为 91.67%,三组患者疗效比较,差异有统计学意义($P<0.05$),刺络拔罐组疗效优于另外两组。综上,期门穴刺络拔罐可降低血清雌二醇(E_2)水平,提高血清孕酮(P)水平,改变激素代谢异常对乳腺组织的影响,对照组只分别对血清 P 和血清 E_2 水平有影响。期门穴刺络拔罐法是治疗乳腺增生症的有效方法,对乳腺增生症患者的内分泌具有调节作用。

2.放血疗法在乳腺炎患者中的应用

丘平等采用三棱针或 7 号注射针头点刺肿块中央并拔罐放血治疗肿块期浆细

胞性乳腺炎 93 例。结果显示,2 例 1 周治愈,5 例 2 周治愈,65 例 5 周治愈,17 例 7 周治愈,1 例 9 周治愈,3 例 12 周治愈。临床随访 1 年,复发 4 例。综上,刺络拔罐放血疗法治疗肿块期浆细胞性乳腺炎具有一定疗效。

钟志鸢等将 60 例急性乳腺炎患者随机分为对照组和观察组,每组 30 例。对照组予以局部按摩治疗,观察组在此基础上予以放血治疗,疗程为 1 个月。治疗前后评定主要症状体征积分;测定静脉血白细胞计数、中性粒细胞计数,及静脉血白介素-6(IL-6)、肿瘤坏死因子-α(TNF-α)、γ 干扰素(IFN-γ)水平;并于治疗结束后评价治疗效果。治疗后,观察组总有效率明显高于对照组($P<0.05$);观察组乳房疼痛、泌乳情况、乳房肿块、红肿面积评分及主要症状体征总分均明显低于对照组($P<0.05$);观察组白细胞计数及中性粒细胞计数下降较对照组更为明显($P<$ 0.05);治疗后,观察组患者 IL-6、TNF-α 水平明显降低,IFN-γ 水平则明显升高,且与对照组比较,差异有统计学意义($P<0.05$)。综上,放血疗法结合局部按摩治疗急性乳腺炎疗效确切,能明显改善乳房疼痛、泌乳情况、乳房肿块、红肿面积等主要症状体征,恢复偏高的白细胞、中性粒细胞计数水平。

(陈晓洁)

参考文献

方芳,郭汝松,刘云涛,等.期门穴刺络拔罐治疗乳腺增生的效果.广东医学,2016,37(12):1881-1883.

丘平,凌文津,李泰萍,等.刺络拔罐放血疗法治疗肿块期浆细胞性乳腺炎 93 例临床观察.云南中医中药杂志,2017,38(5):66-67.

钟志鸢,李英丽,林玲.放血疗法结合局部按摩治疗急性乳腺炎的随机对照研究.针灸临床杂志,2019,35(12):30-33.

第九节　中药泡洗

中药泡洗是指借助泡洗时洗液的温热之力及药物本身的功效,浸洗全身或局部皮肤,达到活血、消肿、止痛、祛瘀生新等作用的一种操作方法。

【适应证】

适用于外感发热、失眠、便秘、皮肤感染及中风恢复期的手足肿胀等症状。

【禁忌证】

1.急性传染病、严重心力衰竭、呼吸衰竭等,均忌用全身泡洗。

2.危重外科疾病、患处有伤口、严重化脓感染疾病、严重骨性病变(如骨结核等)以及需要进行抢救者,忌用泡洗。

3.饱食、饥饿,以及过度疲劳时、餐前餐后半小时内,均不宜泡洗。

4.妊娠期的妇女禁用此法,因为血液的再分配可能导致胎儿供血不足而流产。

【操作方法】

1.体位

根据泡洗的部位,协助患者取合理、舒适体位,注意保暖。

2.评估

评估主要症状、既往史、过敏史、是否妊娠或处于月经期,观察泡洗部位的皮肤情况。

3.泡洗

将一次性药浴袋套入泡洗装置内,协助患者泡洗。

(1)全身泡洗　将药液注入泡洗装置内,药液温度保持在40℃左右,水位在患者膈肌以下,全身浸泡30分钟。

(2)局部泡洗　将40℃左右的药液注入盛药容器内,将泡洗部位浸泡于药液中,浸泡30分钟。

4.观察

观察患者的反应,若患者感到不适,应立即停止,协助患者卧床休息。

5.清理

操作完毕后,清洁局部皮肤,协助着衣,安置舒适体位。

6.告知

给予中药泡洗相关指导及告知注意事项。

【注意事项】

1.评估中药泡洗部位的皮肤,如有破损,应慎用。

2.严重心肺功能障碍、出血性疾病的患者禁用。

3.药物皮肤过敏者、孕妇、月经期女性慎用。

4.空腹及餐后1小时不宜泡洗,餐后立即泡洗可能因为局部末梢血管扩张而影响消化。

5.操作环境宜温暖,关闭门窗,注意保暖及保护隐私。

6.充分暴露泡洗部位,全身泡洗时水位应在患者膈肌以下,以微微汗出为宜。手足泡洗时,药液以没过患者双手腕或双足踝关节为宜。

7.药液温度一般以37～40℃为宜,泡洗时间不宜过长,以20～30分钟为宜,考虑病种的差异性,以防烫伤。

8.治疗过程中观察患者局部及全身情况,如出现红疹、瘙痒、心悸、头晕目眩等症状,立即停止治疗,报告医生,遵医嘱配合处理。

9.实施中药泡洗后,嘱患者饮200ml温开水。

【临床运用】

1.中药泡洗在产妇产后康复中的应用

王媛采用随机数字表法,将240例剖宫产产妇分为观察组和对照组,每组120例。对照组产妇产后给予常规性护理,观察组产妇产后给予中药足浴联合腹部推拿按摩。对两组产妇随访至产后42天,比较两组产妇产后胃肠道功能恢复及产褥期疾病发生情况。结果显示,观察组产妇产后肛门排气时间、下床活动时间、排便时间、排尿时间及泌乳时间均短于对照组($P<0.05$),观察组产妇产后胃肠不适、乳汁分泌不足、腰酸背痛、产后抑郁、乳房胀痛、失眠等产褥期疾病发生率低于对照组($P<0.05$),观察组产妇产后42天臀围、腰围、体重指数及腹部皮褶均小于对照组($P<0.05$)。综上,中药足浴联合腹部推拿按摩可降低剖宫产产妇产褥期疾病发生率,并能促进产妇产后胃肠道及体形恢复,有利于剖宫产产妇产后康复。

2.中药泡洗在乳腺癌患者症状管理中的应用

吕辉在使用自拟仙草方煎液浸泡手足治疗包括乳腺癌在内的恶性肿瘤经卡培他滨化疗后出现的手足综合征(HFS)的观察中发现,对照组(使用生理盐水)可显著改善皮肤干燥、灼热、麻木、瘙痒及疼痛症状。其自拟仙草方主要包括:淫羊藿20g,黄芪20g,紫草15g,赤芍15g,桂枝15g,红花12g,白芷12g,没药12g,乳香12g,当归10g,鸡血藤10g,附片10g,生川乌10g,生草乌10g,寻骨风10g。

安红丽等将70例乳腺癌术后或放疗后上肢淋巴水肿患者随机分为治疗组和对照组,每组35例。治疗组采用中药熏洗联合推拿按摩治疗,对照组单纯采用中药熏洗治疗,两组均治疗3个疗程。结果显示,治疗后两组患肢周径均较治疗前明显缩小,治疗组总有效率94.28%,对照组总有效率68.57%,组间差异有统计学意义($P<0.05$)。两组治疗后较治疗前乏力、麻木、疼痛等症状均明显改善,治疗组症状改善更为明显,组间差异亦有统计学意义($P<0.05$)。综上,中药熏洗联合推拿按摩治疗乳腺癌术后或放疗后上肢淋巴水肿症状改善显著,疗效确切。

周江红等将60例乳腺癌化疗后胃肠道不良反应患者分为观察组和对照组,每组30例。两组在化疗前均给予第一代5-羟色胺(5-HT)3受体拮抗剂类药物常规镇吐治疗和护理,观察组在此基础上给予中药足浴联合足部按摩治疗,比较两组患者化疗开始当天及化疗后3天内胃肠道不良反应的发生情况。结果显示,中药足浴联合足部按摩对降低乳腺癌化疗引起的胃肠道不良反应明显优于对照组($P<$ 0.05)。综上,中药足浴联合足部按摩可以显著降低乳腺癌化疗引起的胃肠道不良反应,效果良好。

侯芃芬等将90例乳腺癌化疗患者随机分为观察组与对照组,每组45例。对照组予以常规治疗,观察组予以伸筋草、威灵仙、合欢皮、五味子、夜交藤、艾叶等中药熏洗与穴位敷贴相联合的方法。采用匹兹堡睡眠质量指数量表(PSQI),比较两组患者睡眠障碍、睡眠时间、入睡时间、睡眠质量,观察组比对照组有显著改善(P <0.05),观察组治疗总有效率(93.33%)明显高于对照组(66.67%)($P<0.05$)。综上,足疗干预能有效地降低乳腺癌患者化疗期间睡眠障碍的发生率,具有良好的临床推广价值。

(陈晓洁)

参考文献

安红丽,陈红根,陈华.中药熏洗联合推拿按摩治疗乳腺癌术后或放疗后上肢淋巴水肿35例临床观察.江苏中医药,2016,48(12):59-60.

侯芃芬,王磊,张辅满,等.足疗干预乳腺癌化疗期患者睡眠质量的疗效观察.世界睡眠医学杂志,2018,5(2):218-220.

吕辉.自拟仙草方对卡培他滨化疗所致手足综合征自觉症状改善的疗效和护理观察.四川中医,2018,36(9):209-212.

王媛.中药足浴联合腹部推拿按摩对剖宫产产妇产后康复的效果分析.全科护理,2017,15(34):4293-4295.

周江红,赵辉,华鸿彦.中药足浴联合足部按摩减轻乳腺癌化疗后胃肠道反应的效果观察.甘肃医药,2017,36(6):478-479.

第十节　针刺法

针刺法指利用不同的针具,在人体的一定部位或穴位施以不同的手法,给予一定的刺激,从而激发经络之气,调整脏腑功能,以达到扶正祛邪、防治疾病的目的。

现代的针具源自古代的九针,随着生产工具的改进和科学技术的进步,针具的制作材料不断更新,制作技术逐渐精巧,进而针法的操作也更为细致。目前,临床使用的针具材质有金、银、合金、不锈钢等种类。常用的针有毫针、皮内针、皮肤针、三棱针等,其用途和操作方法也各不相同。本节主要介绍常用的毫针刺法、皮内针法、水针法的临床应用。

【适应证】

1.毫针刺法的适用范围很广,适用于内、外、妇、儿、五官等科各种病证,亦可用于术中麻醉。

2.皮内针临床常用于某些需要久留针的慢性或顽固性疾病及经常发作的疼痛性疾病,如高血压、偏头痛、胃脘痛、痛经等。

3.水针法的适用范围非常广泛,凡毫针治疗的适应证大部分可以用水针法治疗,适用于多种慢性疾病引起的如眩晕、呃逆、腹胀、尿潴留、疼痛等症状。

【禁忌证】

1.有凝血功能障碍、出血倾向者。

2.皮肤有水肿、感染、溃疡、瘢痕,或肿瘤部位禁用。

3.孕妇的下腹部及腰骶部不宜使用。

4.饥饿、过饱、过度疲劳、精神紧张等患者不宜使用针刺。

【操作方法】

1.体位

协助患者取合理、舒适体位,充分暴露针刺部位,注意保护隐私及保暖。

2.评估

评估主要症状、既往史、过敏史、是否妊娠。检查针刺部位皮肤有无水肿、感染、溃疡、瘢痕等。

3.定位

遵医嘱取穴或部位,通过询问患者感受确定穴位或部位的准确位置。

4.消毒

常规消毒皮肤。

5.常用针刺方法

(1)毫针刺法 根据针刺穴位或部位选择合适的毫针及进针方法,根据患者病证及辨证分型正确掌握针刺的角度、方向和深度,使患者得气,以增强针感、施行补泻、提高疗效,同时防止针刺意外的发生,治疗结束后拔针。

(2)皮内针法 常用的有麦粒型和图钉型,用镊子夹住皮内针,针尖对准腧穴垂直刺入,针柄或针尾固定于皮肤上。皮内针留置时间根据病情确定,留置期间每天可以按压 3~4 次,每次 1~2 分钟,以加强刺激,增强疗效。每种针具的留针效期根据皮内针使用说明书及时更换。

(3)水针法 水针法又称穴位注射,根据医嘱核对抽取药液,排气后,一手绷紧皮肤,另一手持注射器,对准穴位快速刺入皮下,然后用针刺手法将针身推至一定深度,上下提插至患者有酸胀等"得气"感应后,回抽无回血,即可将药物缓慢推入,注射完毕拔针,用无菌棉签按压针孔片刻。

6.告知

告知不同针刺方法的注意事项,嘱患者出现疼痛、酸胀的感觉属于正常现象,如有不适,及时告知护士。

【注意事项】

1.毫针刺法

(1)针刺前做好解释与评估,对于体质虚弱、气血亏虚者,刺针强度不宜过大,应尽量采取卧位行针。

(2)认真检查针具,采用正确的进针方法,注意角度及深度。在行针及留针期间,不宜将针身全部刺入皮内。进针及行针的手法不宜过猛过速,以免弯针、断针。

(3)针刺时应避开大血管,腧穴深部有脏器时应掌握针刺深度,切不可伤及脏器。针刺眼区、项部、背部、两胁及腹部的腧穴时要掌握角度、深度、幅度和留针时间。

(4)严格执行无菌技术操作规程,针刺前应对针具、患者皮肤、术者手指进行消毒。一个穴位应用一支针,有条件者尽量选择一次性用具,防止发生交叉感染。

(5)留针时应记录针数,出针时再进行核对,以防遗漏。

2. 皮内针法

(1)使用前应仔细检查针具,如有损蚀,不得使用。

(2)埋针宜选择较好固定和不妨碍肢体活动的穴位,不宜在关节附近埋针。

(3)埋针后,如患者感觉疼痛或妨碍肢体活动,应将针取出,改选穴位重埋。

(4)夏季出汗较多,埋针时间不宜过长。埋针期间,埋针处保持清洁,不宜着水,以免发生感染。发现埋针处感染,应及时处理。

3. 水针法

(1)严格执行"三查七对"及无菌技术操作规程。

(2)遵医嘱配置药物剂量,注意配伍禁忌。

(3)注意针刺角度,观察有无回血。避开血管丰富部位,避免药液注入血管内,患者有触电感时,针体往外退出少许后再进行注射。

(4)注射药物时,如患者出现不适症状,应立即停止注射并观察病情变化。

【临床运用】

1. 针刺法在乳腺增生症患者中的应用

王亚芳等采用下补上泻针刺法治疗乳腺增生症,纳入患者 62 例,随机分为观察组和对照组,每组 31 例,两组均选用膻中、中脘、气海、关元、太溪(双)、太冲(双)。观察组:膻中、中脘,开阖捻转泻法;气海、关元,平补平泻法;太溪、太冲,开阖捻转补法。对照组:各穴位均采用平补平泻法操作。治疗 3 个疗程后,观察组治疗总有效率为 90.3%,显著高于对照组的 64.5%($P<0.05$)。

李彩莲等将 72 例乳腺增生症患者随机分为观察组和对照组,每组 36 例。观察组采用耳穴贴压配合皮内针治疗,对照组采用普通针刺,隔日 1 次,3 次为一个疗程,连续治疗 5 个疗程。比较两组患者治疗前后症状、体征积分,并比较两组临床疗效。结果显示,两组患者治疗后症状、体征积分较治疗前明显下降($P<0.05$),观察组明显优于对照组($P<0.05$),且观察组总有效率明显高于对照组($P<0.05$),说明耳穴贴压配合皮内针治疗乳腺增生症疗效显著。

2. 针刺法在哺乳期乳腺炎患者中的应用

郭明明等采用单纯针刺通乳穴(循手厥阴心包经,腕横纹至肘横纹之间,分 3 等份,上 1/3 与中 1/3 交界处中点)、阿是穴(循手厥阴心包经内关至肘横纹之间按压最痛点)治疗哺乳期早期急性乳腺炎 48 例,每日针刺 2 次,每次留针 30 分钟,7 天后评定疗效,总有效率为 79.17%。

3.针刺法在非哺乳期乳腺炎患者中的应用

张洲伟采用针灸联合自拟清乳消痈汤治疗非哺乳期乳腺炎86例,随机分为治疗组和对照组,每组43例。治疗组采用针灸联合自拟清乳消痈汤治疗,对照组采用自拟清乳消痈汤治疗。针刺采用捻转泻法,捻转角度为360°,捻转频率为60次/分。治疗组和对照组的有效率分别为86.0%、67.4%,两组比较,差异有统计学意义($P<0.05$)。

4.针刺法在乳腺癌患者症状管理中的应用

胡高武等选择乳腺癌术后采用TAC化疗方案(多西他赛/阿霉素/环磷酰胺)并首次出现白细胞减少症的患者60例,随机分为对照组和观察组,每组30例。对照组予常规西医治疗,观察组采用常规西医治疗+针刺治疗,双侧取穴为足三里、三阴交、血海、肾俞,采用捻转补法施术1分钟。比较治疗后两组白细胞计数、中性粒细胞计数和升白疗效,差异均有统计学意义($P<0.05$)。

何佩珊等采用前瞻性随机对照的研究方法收集乳腺癌化疗患者64例,分为治疗组("老十针"+基础药物治疗)和对照组(假穴浅刺+基础药物治疗),每组32例,比较第0、1、3天的恶心呕吐程度,结果显示两组第0天差异无统计学意义,治疗组化疗第1天和第3天的缓解程度均优于对照组($P<0.05$)。

陈军等报道针刺疗法治疗乳腺癌术后上肢水肿的效果,共纳入患者56例,随机分为治疗组与对照组,每组28例。治疗组取穴为肩髃、肩髎、肩贞、臂臑、曲池、外关、合谷、阴陵泉、三阴交、阿是穴,行捻转泻法,留针30分钟,每日1次,10次为一个疗程,间歇2天后继续下一个疗程,2个疗程后评价其疗效。对照组口服利尿剂呋塞米片20mg,螺内酯片40mg,每日1次。有效指数(%)=(治疗前患肢臂围-治疗后患肢臂围)/(治疗前患肢臂围-治疗前健肢臂围)×100%。结果表明,治疗组总有效率(有效指数>10%)为85.7%,对照组总有效率(有效指数>10%)为35.7%,两组比较,差异有统计学意义($P<0.01$)。

(陈晓洁)

参考文献

陈军,裴春勤,邬晓敏,等.针刺疗法治疗乳腺癌术后上肢水肿28例.浙江中医杂志,2016,51(12):905-907.

郭明明,吴佩佩.针刺治疗哺乳期早期急性乳腺炎48例.广西中医药,2016,39(4):37-38.

何佩珊,潘国凤,王笑民,等."老十针"防治乳腺癌化疗相关恶心呕吐的前瞻性随机对照研究.中华中医药杂志,2017,32(6):2805-2807.

胡高武,王建东,赵春英.针刺治疗对乳癌化疗后首次 WBC 减少症的影响.北京中医药,2016,35(8):777-778.

李彩莲,段晓荣,田春艳,等.耳穴贴压配合皮内针治疗乳腺增生病疗效观察.上海针灸杂志,2018,37(8):900-903.

王亚芳,赵海音,张琰,等.下补上泻针刺法治疗乳腺增生病的临床疗效观察.中国中医药科技,2017,24(3):337-338.

张洲伟.针灸配合清乳消痈汤治疗非哺乳期乳腺炎疗效观察.陕西中医,2014,35(4):482-484.

第三章　乳腺病中医外治法的特点及注意要点

经过几千年的发展与沉淀,乳腺病的中医外治之法众多,可直接或间接作用于乳房以达到治疗目的,而由于乳房独特的生理结构及生理功能,外治之法在治疗方式、疗效、用药安全、适用范围及操作上有其独特之处。因为乳房的生理结构及生理功能具有特殊性,故在乳腺病的中医外治过程中有许多需要注意之处。本章主要总结了乳腺病中医外治法的特点及注意要点。

第一节　乳腺病中医外治法的特点

乳腺病中医外治法与内治法虽然施治方法不同,但两者基础理论一致,疗效相当,而中医外治法较内治法也有其优势之处,特色鲜明。

一、外治方法众多

中医外治之法历史悠久,在长期的医疗实践中,外治之法层出不穷,可分为药物外治和非药物外治两大类,非药物外治又可分为器械类和手法类,器械类往往和手法类同时应用。临床上乳腺病药物外治常见方法有贴敷疗法、中药熏洗法、中药溻渍等,如楼丽华教授独创中药外敷方治疗急性乳腺炎,化瘀托脓,消肿止痛,乳络通达,排乳通畅。常见的非药物外治法有中医排乳、耳穴压豆、点穴、针刺、艾灸等,如张光彩教授采用精灸治疗乳腺增生乳痛症,取肩井(双)、天宗(双)、膏肓(双)、肝俞(双)及胃俞(双)等穴位,每穴2炷,可有效缓解乳腺增生疼痛症状。

二、疗效显著

大部分乳腺病中医外治法直接在乳房局部进行治疗,治疗效果较单纯内治显著,尤其是药物外治法,乳腺局部组织内药物浓度高,发挥作用充分。张晓军教授治疗浆细胞性乳腺炎已有脓肿及脓肿已破患者常采用溻渍疗法,其独创在口服中药基础上联合药渣溻渍治疗,较单纯内服中药治疗,临床效果提高明显。

三、安全性高

乳腺病中医外治手法类要求操作者熟悉乳房局部解剖,操作动作轻柔。器械类操作多使用耳穴压豆、刮痧等较为安全的治疗方式。药物外治在用药选择上较少使用有剧烈毒副作用的药物。相关研究表明,乳腺病中医外治常用药物以活血化瘀类、透脓排毒类、行气止痛类等为主,如白芷、黄芪、当归、红花、桂枝、皂角刺等。在药物用量上,中医外治药物治疗量小于内治法所需药物量,往往在乳房局部使用以使局部组织药物浓度升高,血液中药物浓度较低,对肝脏及其他器官危害度大大降低。另外,药物外治时可直接观察患者耐受情况,及时调整治疗方案,减少不良事件发生。

四、适用范围广泛

中医外治法可用于多种乳腺疾病及不同乳腺疾病的不同阶段,以粉刺性乳痈为例,肿块期可采用箍围法、贴敷法、熏蒸法等清热解毒、活血化瘀、消肿止痛,成脓期可采用贴敷法、引流法、垫棉绑缚法等促进脓液流出,促使溃疡愈合。瘘管期可以用拖线法、垫棉法等排尽脓腐,在粉刺性乳痈全阶段亦可采取针刺、艾灸等疗法,必要时可采用手术治疗。

中医外治法适用乳腺病人群广泛,对于抗拒服药或不能服药,久病体虚或者脾胃运化功能障碍等不适合内治法的患者,均可施用。

五、操作方法简单

乳腺病中医外治法一般无须使用特殊仪器,普通器械及材料门诊均易获得,易操作,易掌握。以乳腺增生疼痛为例,可采用耳穴压豆法,患者在就诊时对其进行耳穴压豆贴敷,完成贴敷后,患者可自行揉按耳穴处,刺激相应靶点,3天后可自行取下而达到治疗目的。

第二节　乳腺病中医外治法的注意要点

乳腺病中医外治法虽然方法众多，疗效显著，安全性高，适用范围广泛，但临床上外治法的施用与临床疗效直接相关。故外治法的施用需要特别注意以下几个要点。

一、辨证论治，正确施治

《理瀹骈文·略言》云"外治之理，即内治之理，外治之药，亦即内治之药；所异者，法耳"，指出外治法与内治法理同法异，中医外治法在应用过程中也需要坚持以中医基础理论为指导原则，遵循辨证论治的基本要求，也就是"外治必如内治者，先求其本。本者何？明阴阳，识脏腑也"，明确基本的阴阳、表里、虚实、寒热等基本属性，抓住疾病的本质，把握疾病的轻重缓急，因人、因时、因地制宜，正确施治，疗愈病症。

二、熟悉解剖，操作适当

操作者在实施乳房局部相关中医外治前，需熟悉乳房局部解剖，避免基础知识欠缺引起操作失误，加重病情，甚至造成乳房外形或功能的损伤，尤其在实施引流法、拖线法时，注意不要损伤重要血管及神经。

注意无菌操作及治疗仪器清洁，避免发生交叉感染。

三、环境适宜，注意隐私

乳房是患者的隐私部位，而在部分外治法施治过程中需要暴露乳房。以急性乳腺炎中医排乳为例，患者多为新产妇，产后体虚，故治疗环境要保持安静整洁，温度适宜，隐私度高；在治疗过程中关注患者反应，了解其生理心理感受，及时调整治疗方案，疏导患者。

四、避免毒副作用

乳腺病中医外治法一般比较安全，但是也不能忽视毒副作用。药物外治时，在用药选择上要尽量避免毒副作用大的药物，治疗时需因人制宜，如部分皮肤角质层薄、皮肤娇嫩的患者因用药时药物易吸收，故慎用刺激性药物，敷贴时间要短，皮肤角质层较厚的患者敷贴时间可适当延长。操作者在用药后,需观察患者局部皮肤反应,如出现红疹、瘙痒、水疱、局部肿胀等过敏现象,应立即停止用药,将药物清除干净,必要时请皮肤科会诊。如必须使用生猛大毒之物,应做好药品炮制、剂量选择等前期工作,掌握治疗时间,注意观察患者情况,及时调整治疗方案。

五、综合治疗

在疾病发生发展过程中,正邪交争,并不是仅使用一种治疗方法就可以取得效果,治疗中不仅要辨证论治,正确施用外治法,也要注意综合治疗,这不单指内外相兼,也指外治法的联合应用,以及现代科学技术的参与。

(吕晓皑,凌　敏)

 参考文献

陈筱筱,吴雪卿,邵士珺,等.基于数据挖掘和网络药理学探讨中药外治治疗乳腺癌相关淋巴水肿的用药规律及机制.中医药导报,2022(7):176-182,202.

吕政仪,楼丽华,沃立科,等.楼丽华教授外治法治疗哺乳期乳腺炎经验介绍.浙江中医药大学学报,2019,43(8):772-775.

钮晓红,刘万里.外科常见病外治疗法.北京:中国中医药出版社,2017.

潘佳慧,张欣怡,符文彬,等.精灸治疗轻、中度乳腺增生病乳痛的临床疗效观察.中华中医药杂志,2022,37(2):1213-1216.

王帅,王宽宇,孔祥定,等.基于数据挖掘分析浆细胞性乳腺炎外治法的用药规律.中国中医药科技,2021(3):514-517.

吴震西,吴自强.中医内病外治.北京:人民卫生出版社,2007.

谢佳婷,谢小红.基于文献研究分析中药外敷治疗急性乳腺炎用药规律.浙江中西医结合杂志,2022,32(1):81-85.

张琳.图解常见病中药外治疗法.北京:化学工业出版社,2017.

赵卫兵,郑丽,张晓军.分期辨证内外合治治疗浆细胞乳腺炎134例.世界中西医结合杂志,2015(10):1427-1429.

朱坤福,祝蕾.中医外治疗法.北京:中医古籍出版社,2019.

第四章 乳腺病中医外治的原理与意义

乳腺病的中医外治古已有之,古人谓"良丁不废外治",即借用中医外治的作用,补充或增强中医内治,以达到增强治疗效果的目的。中医外治的方法多种多样,治疗的药物、工具、手法也各不相同,但其依然是在辨证论治的指导下,结合疾病的特点和外治法的特点,据病选法进行的治疗。并不是每一种疾病都适合所有的外治法,也不是每一种外治法都适合所有的乳腺疾病,这也是中医异病同治或同病异治的一种具体体现。

乳腺病的中医外治法主要是通过以下几个方面发挥作用的。

第一,直接作用。中医乳腺病外治技术常见的有药物贴敷疗法、手法按摩、针灸、手法排乳、刮痧等。药物贴敷疗法就是将辨证论治后的中药方剂通过磨粉或者煎煮浸出,或水调或酒调,然后敷布于乳房局部病患处,达到药物直接作用的目的。手法按摩、针灸是在针推理论的指导下,疏通乳腺部分的经络气血,以达到治疗疾病的目的。中医手法排乳则更为直接,哺乳期女性乳汁淤积,疏泄不通,可通过手法排乳排出乳汁。其实这一做法历来就有,但是由于认知能力、地方习俗的差异,手法排乳效果也有很大的差异,甚至有些操作放大了该技术的副作用。中医手法通乳其实是在原有技术方法的基础上,依据中医理论进行了一系列改良,最后形成的一种新的治疗方法。该方法直接作用于乳房,通过穴位按摩,乳头刺激,乳管疏通,最后排出乳汁。乳汁及时排出则乳络通,气血畅,热有所出,遏制了疾病热盛肉腐的趋势,故手法排乳是急性乳腺炎尤其是郁滞期治疗中不可或缺的手段。

第二,间接作用。除了通过手法、药物、工具直接作用于乳房的直接作用之外,其余更多的是发挥间接作用,比如中医乳病常用的外治法——耳穴压豆、督脉熏蒸、刮痧疗法等均是作用在乳房之外的区域,借用经络循行关联、全息理论等原理,达到运行气血、温阳散结的作用。

例如,耳穴压豆即是在全息理论的指导下,在耳廓相应的位置找到乳腺疾病的阳性反应点,利用王不留行籽、磁珠等进行点压,以达到气行痛止、活血散结作用的一种治疗方法,其在产后缺乳治疗中应用十分广泛。又如,督脉熏蒸,又称督脉铺灸,也称长蛇灸,以其铺于患者的背部,状如长蛇得名,对阳气不足引起的各种疾病均可选用。部分乳腺疾病患者阴寒内盛,导致乳块不消,肿结成形,而通过这种督脉铺灸的方式,结合艾和火的作用,补充人体阳气,可以达到治愈的目的。再如,刮痧疗法针对乳腺疾病寒凝气滞、痧毒内聚的病机,通过背部经络腧穴的刮痧,刺激出痧,达到疏通经络、行气散结、痧出病愈的目的,也是一种典型的间接作用。

第三,其他作用。中医外治法是除了中药内服之外所有治疗方法的统称,声、光、电、热、针都可以作为它的一种治疗工具,从而进行有针对性的治疗。除了外用药物的直接作用、通过气血经络沟通的间接作用外,上述治疗手段本身的物理特性也可以起到积极的治疗作用,如音乐疗法。中医认为音分五音——宫商角徵羽,分别对应五脏、五味、五色、五行。在治疗乳腺病时可以选择不同曲调的音乐聆听,以起到治疗作用。这些治疗手段在中医外治综合治疗中起到了协同增强、互为补充的作用。

中医乳病外治作为乳房疾病治疗的重要手段,近几年来技术日益成熟进步,其意义不言而喻。

第一,中医乳病外治是对传统中医技术的再现和提升。中医最早的外治技术,推论应该是热熨法。这与原始人发现并使用火有关,因为火的温热作用一定程度上可缓解狩猎劳作导致的疼痛、肿胀。《周礼》记载有治疗外疡的方法,包括外敷药物法、腐蚀药物法、手术疗法等。最早的临床文献记载见于《五十二病方》,该书记述了利用水银、雄黄治疗疥癣。至清代吴师机的《理瀹骈文》,更是达到了理论与实践的高峰,提出了外治之理即内治之理的学术观点。但是很长一段时间以来,我们对中医外治的研究应用日趋式微,导致目前很多医院没有正常开展或开展甚少。

近年来,国家越来越重视中医,对中医非药物疗法的重视让我们重拾中医外治这个有力武器。借助现代科技,以及理论、器械、适应证等的研究,使得很多传统中医外治方法再现,并且也起到了促进和提升疗效的作用。

第二,进一步完善了中医的内治外治综合治疗理论体系,并运用于临床实践。中医乳病外治法有很多,但是长久以来堙废不用,直到最近几年才又开始在临床展现出活力。中医历来强调辨证论治、整体观念,除此之外,中医也特别强调辩证法,万事万物都有阴阳两个方面,阴阳是矛盾的两方面,促进了事物的发展。从中医内治法一枝独秀,到今天中医外治法的迎头赶上,最终促成了中医乳病内治外治的和谐统一,更好地服务于患者。

第三,中医外治法,尤其是中医乳病外治是一个伟大的宝库,通过我们的深入挖掘,肯定会有越来越多的方法再次展现出蓬勃生机。比如常见的贴敷疗法,既往都是用水调、酒调、油调,现在可以选用一些透皮剂,比如氮酮,可以更好地促进药物吸收。另外,药物贴敷后,采用红外线灯照射,通过热力传导,可进一步促进药性的释放,增加药物透皮吸收,达到更好的治疗效果。我们要挖掘有效的外治技术,并结合现代科学技术,促进外治技术的提升。

第四,中医乳病外治作为中医外治技术的代表,是简便廉验的综合体现,其从基层医院到三甲医院,医务人员都可以熟练掌握并且广泛实施。目前,三甲医院的中医乳病外治研究更多的是用于验证有效性、安全性。基层医院更需要学习技术,为患者提供更多有效的治疗服务。

第五,中医乳病外治属于中医适宜技术的范畴,在医疗改革实践中将发挥越来越大的作用。中医乳病外治技术内容丰富、形式多样,在非药物疗法的实践中可以发挥积极作用。这些技术的共同特点是应用范围广、操作简便,适用于从上到下各级医院。普及开展中医乳病外治技术,对于推动医疗改革,早日实现"健康中国2030"远大目标,同样具有重大意义。

(顾锡冬,陈佳英)

参考文献

陈云,顾锡冬.温通法联合手法通乳治疗郁滞期急性乳腺炎临床观察.浙江中西医结合杂志,2019,29(2):159-161.

纪彦华,李艳伟,陈葆芳.穴位按摩配合五音疗法治疗气血虚弱型产后缺乳疗效观察.四川中医,2021,39(3):199-202.

李梅芳.耳穴压豆在产后缺乳中的应用.临床医药实践,2020,29(2):153-155.

刘秀芳,梁慧娟,巫月红.艾灸联合耳穴压豆及穴位按摩在剖宫产术后缺乳产妇中的应用效果分析.临床医学工程,2022,29(7):1015-1016.

谭娟,惠彩霞,白雪峰,等.温针灸、药线点灸联合乳癖汤治疗乳腺增生症气滞血瘀型的疗效及对患者性激素、血脂水平的影响.河北中医,2021,43(4):653-657.

应语,卞卫和,姚昶,等.疏肝消肿通乳法联合手法排乳治疗外吹乳痈郁滞期的效果观察.中国医药,2023,18(1):103-106.

第五章　提高乳病外治技术疗效的思路与方法

《医学源流论》云："外科之法,最重外治。"乳腺位置相对表浅,使得外治法在乳腺疾病的治疗中能够发挥极大的作用。中医外治法是中医综合治疗的一个重要组成部分,立足于辨证论治,明确证候、对症治疗是外治法取得疗效的前提。同时医者要掌握外治法操作要点,精准施治,减少治疗给患者带来的副作用,这有利于增强患者的信任和依从性。此外,按疗程进行规范治疗也有利于提升外治法的疗效。而科学技术的进步则给中医乳病外治法提供了新的思路。

2015 年 12 月 18 日,习近平总书记在致中国中医科学院成立 60 周年贺信中指出:"中医药学是中国古代科学的瑰宝,也是打开中华文明宝库的钥匙。"[①]我们要以科学的态度、历史的观点和系统的方法,去伪存真,正本清源,系统阐明和诠释中医药的科学内涵和本质属性,揭开人们知其然不知其所以然的神秘面纱,赋予中医药时代的特征。

当前,国家对中医药高度重视,也对我们的工作提出了更高的要求。中医乳病外治技术基于前期中医适宜技术的研究,在适应证、适应人群、技术改良、疗效提升等方面进行了探索,促进中医外治技术的更大范围推广和应用。在具体实践层面,目前已经进行了很多有益的探索和实践。

一、旧方法焕发新生机

1. 旧方法联合新仪器

乳房是一种腺体组织丰富的器官,临床上常用 B 超对其进行检查。切开排脓是重要的中医外治法之一,乳腺疾病治疗中常用于乳痈成脓期。目前常将 B 超和

---

① 习近平致中国中医科学院成立 60 周年贺信. 新华网,2015-12-22. http://www.xinhuanet.com/politics/2015-12/22/c_1117546203.htm.

排脓两者结合,B超引导使得脓肿定位准确,穿刺排脓可缩小创面,减轻损伤,因此B超引导下的穿刺排脓在临床上发挥了极大的作用。医疗设备也在不断更新,如利用超声波的振动,将能量聚集于局部组织,从而激发靶向药物的治疗反应。除了超声外,还有微波治疗、督脉熏蒸的器械(床)等也大大促进了传统中医外治技术的革新与推广。

2. 旧方法新补充

去腐生肌是疮疡治疗的大法,去腐生肌药常被制成各种剂型涂抹于创面,达到给邪出路、腐去肌生、肌平皮长的目的。部分传统药物中含有升丹、汞剂等,其应用往往受到很大限制,进而导致很多外治法外治方失传。而蛋白酶清创法则焕发出巨大生机。它是采用某些具有蛋白水解作用的外源性酶类,将坏死或失活的组织分解清除,同时又不损伤邻近正常组织,从而达到清创目的的一种方法。如以菠萝蛋白酶为主要成分的致新丹作为含汞丹药的替代品,在烧伤、糖尿病足坏死肌膜、筋膜及压疮等的清创中表现非凡。

二、新型给药方式

1. 中药超声透入法

药物超声透入疗法,又称药物声透疗法、药物超声促渗疗法,是指利用超声波促进药物经皮肤或黏膜吸收的一种新型药物促渗技术,这是一种极具潜力的替代传统经皮给药的方式。乳腺位于人体浅表部位,药物可以经皮肤直接到达患处。目前常用的中医外治法中的溻渍疗法、贴敷疗法、中药手(足)浴都采用了这种经皮给药的方式。中药超声透入法通过致热作用、机械作用、对流运输、空化作用促进皮肤对中药的吸收。中药超声透入法在多种疾病的治疗中取得了较好的疗效,如骨关节炎、腱鞘炎、颈肩腰腿痛等。乳腺疾病部位通常位于皮肤浅表部,超声透入法可促进药物的经皮吸收,从而更好地发挥药物疗效。

2. 中药超声雾化法

中药超声雾化法是指利用超声雾化仪,破坏中药药液的表面张力和惯性,使药物形成 $5\mu m$ 以下的雾状分子,作用于患处来治疗疾病的一种方法。该方法以往多用于呼吸系统疾病,目前非呼吸系统疾病治疗中也有广泛的应用和良好的疗效。不同的雾化药物可以发挥不同的作用,对于乳房疾病而言,可通过调整药物达到温通散结、行气活血的目的,促进乳房肿块结节消散,也可选用生肌收口的汤剂雾化后用于溃后创面的修复。中药超声雾化法开辟了新的给药途径,避免了全身用药的肝脏首过效应,减轻了部分药物给肝脏带来的负担,同时增加了局部作用药物的浓度,提高了疗效。

三、新型治疗方法

1. 微波疗法

微波疗法是指将波长为 1m 至 1mm($300 \sim 30000$ MHz)的特高频电磁波作用于人体,用以治疗疾病的一种方法。音频微波疗法在乳腺癌术后皮下积液治疗中有显著效果,当音频电流通过患者机体时,可调节神经系统,促进血液循环,扩张血管,提高代谢功能,改善组织营养。同时,使用低功率密度的微波,对机体组织予以深度照射,可产生透热效应,增强血液循环,加快新陈代谢,提高机体免疫力,从而促进血肿吸收,消炎止痛。此外,微波非热效应还能够调节肌肉组织兴奋性,控制痉挛收缩,抑制细菌繁殖,促进伤口愈合。

2. 负压回流促进系统和气压治疗

乳腺癌患者术后常发生上肢水肿,这是因为手术损伤阻断了上肢淋巴回流,淋巴液在组织间隙聚集,形成高蛋白水肿。负压淋巴回流促进系统可通过高频振动模式,活化结缔组织中的组织液及粘连的大分子蛋白物质,降低胶体渗透压,激活淋巴系统;负压可扩大毛细淋巴管的内皮细胞间隙,增加淋巴回流,从而达到消肿效果。气压治疗指通过调整压力的方式,使淤积于淋巴管以及组织间的淋巴液回流近心端,有助于减轻淋巴水肿。目前常用手法按摩促进淋巴液的回流,已有研究证明负压回流促进系统联合肌效贴、气压治疗结合手法淋巴引流均可改善淋巴液回流,减轻上肢水肿。

中医外治法凝聚了中华民族几千年的实践经验,是中国古代科学的瑰宝,也是中华文明的载体。除了高度重视中医乳病外治技术的传承与挖掘,积极引导传统外治技术与现代科技的整合创新外,还需在成立专门管理机构、学术团体,组织引领学术发展,在特殊药品使用、监管等方面提供指导和帮助。中医外治法在疾病的治疗中发挥了重要的作用,在乳腺疾病治疗中更是发挥了中流砥柱的作用。与时俱进是中医外治法提高疗效的必经之路。

(顾锡冬,陈佳英)

参考文献

陈玉琴,石帅,李玲,等.手法淋巴引流结合气压治疗对乳腺癌术后上肢淋巴水肿的预防效果.临床护理杂志,2022,21(5):45-48.

李丽玲.中药超声透入疗法的研究进展.湖北中医杂志,2010,32(8):78-80.

李先文,陈昳冰,崔元璐.中药超声雾化给药研究进展.中成药,2020,42(4):996-1000.

马静.试论李竞教授关于酶学清创理论在疮疡清创中的应用//第十五次全国中西医结合疡科学术交流会论文集,2011:5-7.

邢文婷,陈万强,吴季祺,等.负压淋巴回流促进系统联合肌效贴治疗乳腺癌术后上肢淋巴水肿患者的效果.中国民康医学,2022,34(24):28-30,37.

张玉卫,戚彩艳.音频微波疗法治疗乳腺癌术后皮下积液临床研究.陕西中医,2015,36(3):265-266.

第 六章　乳房炎症性疾病

　　乳房炎症性疾病是乳房疾病中的常见病和多发病。本章重点讲述其中的哺乳期急性乳腺炎和浆细胞性乳腺炎,在讲述浆细胞性乳腺炎的同时简略介绍肉芽肿性小叶性乳腺炎。哺乳期急性乳腺炎常发生于哺乳期早期,失治或误治往往会导致病情加重,发生乳房部蜂窝织炎、乳房深部脓肿,继而发生乳漏。浆细胞性乳腺炎是一种特殊类型的乳房炎症性疾病,目前多称之为导管扩张周围炎。浆细胞性乳腺炎是乳房炎症性疾病发展过程中的一个阶段,与慢性肉芽肿性小叶性乳腺炎的区别是病变部位在导管,后者病变起于乳腺小叶。有关研究认为两者开始均为无菌性炎症,部分患者可能存在非特殊类型棒杆菌感染,因此常规抗感染治疗效果均不佳。

　　浙江省中医院乳腺外科秉持中西医结合治疗理念,中西并重,内外同治,在临床上采用"温通治痈",即采用温补阳气、通达乳络的方法治疗乳房炎症性疾病,且临床实践证明效果显著。

第一节　哺乳期急性乳腺炎

　　哺乳期急性乳腺炎是乳腺的急性化脓性感染,好发于哺乳期的初产妇,往往发生在产后 3～4 周。随着相关生育政策的出台,急性乳腺炎发病率也持续上升。该病发生在哺乳期,中医又称之为"外吹乳痈";部分患者急性乳腺炎发生在妊娠期,中医称之为"内吹乳痈",两者病理生理过程类似,不做额外阐释。乳汁排出不畅是急性乳腺炎发生的直接病因。临床上乳汁培养和脓培养阳性率不高,有的阳性结果往往提示找到金黄色葡萄球菌、链球菌等革兰氏阳性球菌,部分可为耐甲氧西林金黄色葡萄球菌(MRSA)。

【病因病机】

中医认为乳痈多因妇人新产,气血亏虚,肝失所养,乳汁疏泄不畅,或暴怒忧郁,肝郁气滞,以及产后膏粱厚味,运化失司,湿热蕴结,肝胃不和,积聚而成痈肿。《诸病源候论·卷四十·妇人杂病诸候四》曰:"劳伤血气,其脉虚,腠理虚,寒客于经络,寒搏于血,则血涩不通,其气又归之,气机不散,故结聚成痈……"

有医家指出不正确的哺乳习惯也可导致乳痈。《妇人大全良方》曰:"产后吹奶者,因儿吃奶之次,儿忽自睡,呼气不通,乳不时泄,蓄积在内,遂成肿硬……若不急治,肿甚成痈。"

此外,妇人产后调息及情志因素在乳痈的发生过程中也占有很重要的地位。《普济方·妇人诸疾门·乳痈附论》曰:"产后发乳痈者,此乳道蓄积不去,因气逆而结成也。"

概括其病因病机主要有:

(1)乳汁淤积　初产妇乳头破碎,或乳头畸形、内陷影响哺乳;或哺乳方法不当、乳汁多而少饮、断乳不当等导致乳汁淤积,与气血相搏,蕴积生热,热盛肉腐,成脓成痈。

(2)感受外邪　外感六淫是发生乳痈的主要病因。产妇体虚汗出受风或露胸于外,感受风邪;或乳儿含乳而睡,口气燉热,热入母乳;或平素劳伤气血,阳明经弱,风寒外邪客于阳明,均可使乳络郁滞不通,外邪与气血搏结,蕴结化热,肉败为脓。

(3)肝郁胃热　女子乳头属足厥阴肝经,肝主疏泄,能调节乳汁的分泌;乳房属足阴明胃经,乳汁为气血所化,源于脾胃。妇人或因情志内伤,肝气不舒,厥阴之气不行而失于疏泄,以致乳汁蓄积,日久化热酿脓;胃热壅滞,经络阻塞,气血凝滞,邪热蕴结而成肿块,郁久热盛肉腐而成脓,发为乳痈。

(4)外伤　哺乳期乳房胀大,水肿,不恰当的睡姿导致局部压迫;或者有亲子互动,幼儿撞击;甚至部分产妇接受不恰当的乳房通乳操作,对乳房局部进行按压揉挤,进而导致局部腺体受伤,引起乳腺炎症。

【诊断依据】

1. 临床表现

(1)患侧乳房明显增大,伴有红肿热痛,局部皮肤发红、发紫、发亮可能。

(2)患侧乳房局部往往可及大小不等肿块,多为单发,亦有多发,触之疼痛,肿块边界不清,后期可边界清楚,部分患者出现化脓而有波动感,触之"应指"。

（3）患侧乳房皮肤温度局部升高。

（4）乳头往往有皲裂,部分患者有先天乳头凹陷。

（5）乳汁移出不畅,乳汁量可有减少趋势。

（6）往往伴有急性病容,体温升高到 38.5℃ 以上,面色发红,呼吸加快,脉率增加。

2. 实验室检查

（1）血常规　白细胞计数及中性粒细胞计数是诊断急性化脓性感染最常用的指标,白细胞计数及中性粒细胞计数升高提示急性感染的可能,在白细胞计数 $10 \times 10^9/L$ 以上时特别需要注意。

（2）C 反应蛋白（CRP）　CRP 检验在细菌性感染疾病诊疗中具有重要的临床意义,类似白细胞计数,且更敏感,结果稳定。CRP 可在数小时内迅速增高,随病情好转而下降至正常。但是 CRP 的数值与疾病严重程度不相关,部分患者炎症明显好转后检测 CRP 仍提示偏高。

（3）细菌培养＋药敏试验　对患者乳汁或脓液进行细菌培养及药敏试验,根据结果指导临床选用抗菌药物。乳汁培养可以选择双侧同时进行。对于体温高于 39℃者,可同时行血培养＋药敏试验。

（4）降钙素原（PCT）测定　PCT 可反映全身炎症反应的活跃程度,当发生严重细菌感染以及脓毒血症时,血浆中的 PCT 水平升高。局限性的细菌感染、轻微感染和慢性炎症不会导致血浆中 PCT 水平升高。

3. 辅助检查

超声检查:观察患侧乳房内有无肿块、肿块大小及回声性质,以判断肿块性质和是否成脓等。

【鉴别诊断】

急性乳腺炎需与炎性乳腺癌和非哺乳期乳腺炎相鉴别。

1. 炎性乳腺癌

（1）急性乳腺炎和炎性乳腺癌虽均可见到乳房部红肿热痛等炎症样表现,但前者皮肤颜色为鲜红色,而后者皮肤颜色为暗红色或紫红色。

（2）两者均可能有腋下淋巴结肿大,但急性乳腺炎的腋下淋巴结相对柔软,与周围组织无粘连,推之活动性好,伴有压痛;炎性乳腺癌的腋下淋巴结肿大而质硬,与皮肤及周围组织粘连,用手推之不活动,一般无压痛。

(3)急性乳腺炎全身炎症反应明显,病程短,短期内可化脓,抗感染治疗有效,预后好;炎性乳腺癌通常无明显全身炎症反应,病情凶险,不化脓,抗感染治疗无效,预后差。

2.非哺乳期乳腺炎

非哺乳期乳腺炎一般发生于断奶后妇女,而急性乳腺炎以哺乳期初产妇女多见。前者起病缓慢,病程长,全身症状较轻;后者发病迅速,病程短,全身症状明显。两者均可形成脓肿,但非哺乳期乳腺炎脓肿反复多发,脓液中常伴有豆腐渣样物质。

【辨证论治】

1.肝胃郁热证

证候:乳房肿胀疼痛,结块,皮色不变或微红,乳汁郁滞不出,甚至乳头破裂;伴情绪低落,张口欲哭。恶寒发热,头痛骨楚,汗出,口干,纳谷不馨,大便干结等;舌质红,苔薄白或薄黄,脉浮数或弦数。

治法:疏肝清胃,通乳消肿。

方药:瓜蒌牛蒡汤加减。常用瓜蒌仁、牛蒡子、天花粉、陈皮、栀子、连翘、皂角刺、金银花、青皮、柴胡、生甘草等。乳汁壅滞者,加橘络、漏芦、王不留行、路路通等通络下乳;恶露未净者,加当归、益母草等养血活血,后期可加茜草炭、仙鹤草。

2.热毒炽盛证

证候:乳房肿痛明显,结块,皮肤焮红灼热,继而结块中心高出,按之应指,或脓出不畅,红肿热痛不消;伴心情烦躁,高热不退,口渴喜饮,便秘溲赤;舌质红,苔黄腻,脉洪数。

治法:清热解毒,托里透脓。

方药:五味消毒饮合透脓散加减。常用金银花、紫花地丁、蒲公英、当归、生黄芪、皂角刺、天花粉、陈皮。热甚者,加生石膏、知母清热除烦。

3.正虚邪滞证

证候:溃后乳房肿痛减轻,脓液清稀,淋漓不尽,迁延不愈,或乳汁从溃口溢出;伴神疲乏力,面色少华,乳汁量少,或低热不退,纳谷不馨;舌质淡,苔薄,脉细。

治法:益气和营,托毒生肌。

方药:托里消毒散加减。常用党参、川芎、当归、白芍、白术、茯苓、白芷、皂角刺、甘草、桔梗、黄芪。

4.寒凝血瘀证

证候:乳房结块质硬,微痛不热,皮色不变或暗红,日久不消;舌质正常或瘀暗,苔白润,脉弦涩。

治法:温阳散结,活血化瘀。

方药:阳和汤加减。常用熟地黄、鹿角片、炮姜、柴胡、赤芍、桃仁、制香附、丹参、益母草、路路通、甘草等。

【外治疗法】

中医外治法在乳痈的治疗中起着重要作用。乳痈发生的主要病因就是妇人乳络不通,乳汁郁积,进而化热成脓。因此,针对疾病的不同时期、不同证型,要分别采用对应的中医外治法治疗,配合中药内服,以起到事半功倍的效果。

1.中医手法通乳

(1)适应证　乳痈初期未化脓;乳汁淤积,局部胀痛,以压痛为主;体温不超过38.5℃;或者刚刚开始化脓,脓肿比较局限,在未化脓区域操作;发病时间在24小时以内者优。

(2)操作方法　①操作者双手消毒,用热毛巾清洁乳房及周围皮肤。在乳房上涂适量消毒石蜡油。②操作者双手置于胸骨中点、两乳之间,由内而外顺着乳房向外滑行到腋下。虎口张开,四指紧贴乳房,顺乳腺管向乳头方向轻轻推压,重复3次。根据具体条件及乳房情况调整手法的力度,消除患者恐惧心理,待患者适应后继续操作。③单侧乳房从乳根开始绕圈,顺着撸管向乳头方向双手交替推进,反复6～8次。④双手轻轻提起乳头乳晕复合体3～4次,之后操作者单手五指并拢形成环状,向下向乳根部持续轻轻按压,维持1分钟,如此重复3次。⑤一手呈"C"形,托起患者乳房下部,另一手食指和中指并拢,用中节从乳晕向乳头方向轻轻推。如患者无异常不适,则重复②—⑤操作。⑥乳房肿块所在象限对应的乳管开口处,除上述操作步骤之外,还可以轻轻推动肿块往乳头方向,往往在重复上述2个以上周期后再操作。⑦每次操作时间在15～20分钟,操作完毕后用干净的毛巾清洁乳房及周围皮肤。

(3)相关要点　①按摩时动作一定要轻柔,避免出现皮肤腺体继发性损伤;②如有细小颗粒物排出,必须重新清洁乳头及乳晕部的皮肤;③中医手法通乳的目的在于诱发患者的喷乳反射。任何引起疼痛不适的体验都会导致治疗失败,给患者带来额外痛苦。④不强求乳汁喷泻而出,以患者感觉舒适最重要。同时,要避免挤压按摩脓肿区域。⑤注意人文关怀。除了保护隐私之外,温馨的场所、合适的室内温度,甚至操作中与患者的语言交流,也能够起到积极的疗愈作用。

(4)临床应用　陈云等收集 2017 年 3—9 月浙江中医药大学附属第一医院(浙江省中医院)就诊的 70 例郁滞期急性乳腺炎患者,按照数字抽签随机分为两组:对照组 35 例,观察组 35 例。对照组给予温通法中药治疗,使用院内协定方"乳腺4 号",观察组给予与对照组相同中药内服的基础上增加手法通乳,每 1～2 天 1 次,7 天为一个疗程。结果显示,观察组治愈 28 例,好转 6 例,无效 1 例,总有效率为97.1％;对照组治愈 20 例,好转 9 例,无效 6 例,总有效率为 82.9％,两组比较,差异有统计学意义($P<0.05$)。此外,比较两组郁滞期急性乳腺炎肿块消退时间、临床症状、体征积分,差异也有统计学意义。

2. 中药贴敷疗法

(1)适应证　乳腺炎各期、疼痛、肿块形成,无皮肤破溃者。

(2)操作方法　取清热凉血膏(浙江省中医院院内制剂)、如意金黄散或者其他中药粉剂临方调配,用温生理盐水调配成糊状,以皮肤适应为度。

患者取仰卧位,乳头及皮肤化脓破溃处垫纱布一层,将粉糊均匀敷在双乳上,厚度 1～2cm;敷药表面平铺一层纱布维持药糊形状并减缓水分流失。可辅以红外线灯理疗保温。每日 1 次,每次 15～20 分钟为宜,外敷时间根据患者皮肤耐受程度增减。

(3)相关要点　外治中药处方是另外一张辨证论治的处方,可以根据院内制剂或者传统古方,甚至临方调配,辨证开方做成粉剂,然后再放入适量的液体或者赋形剂中进行局部治疗。对于过敏体质患者,要密切关注皮肤情况;对于有皮肤破溃的患者,局部注意无菌原则或者避免操作。

(4)临床应用　吴冬娣等选取 2017 年 8 月 30 日—2019 年 8 月 30 日南昌大学第一附属医院收治的 200 例肿块郁滞期哺乳期乳腺炎患者作为研究对象,采用随机数字表法分为传统治疗组和中药外敷组,每组 100 例。传统治疗组实施中医手法通乳和抗菌药物治疗,中药外敷组在传统治疗的基础上给予中药如意金黄散外敷治疗,比较两组的总有效率、治疗前后的疼痛视觉模拟量表(VAS)评分、肿块大小及回乳率。结果显示,中药外敷组的总有效率高于传统治疗组,且差异有统计学意义($P<0.05$)。治疗后中药外敷组的 VAS 评分低于传统治疗组,肿块范围小于传统治疗组,回乳率低于传统治疗组,差异均有统计学意义($P<0.05$)。

3. 中药熏蒸疗法

(1)适应证　乳房郁滞期,皮肤红肿为主,伴有乳汁积块,无皮肤破溃者。

(2)操作方法　中药处方一次药量:蒲公英 10g,菊花 10g,金银花 5g,连翘 5g,地丁 5g,黄柏 5g,夏枯草 10g。将上药倒入清洁容器内,以刚沸之水浸泡,然后以热气熏蒸患处,或者选择熏蒸治疗仪器进行。每次时间 15～20 分钟,每天 2～3 次。

每次治疗结束后以温水适当清洁熏洗部位即可,残余药液及药渣均弃去。冬季水温下降较快时可以再添沸水一次。

(3)相关要点　要特别关注蒸汽温度,以免烫伤。

(4)临床应用　朱小静回顾性研究采用自创组方中药熏蒸、外敷治疗的 130 例早中期急性乳腺炎患者,比较治疗前与 3 个疗程间疼痛减轻程度,就诊时间与各疗程治愈情况和各疗程的临床治愈、好转情况。结果显示,该方法能迅速缓解症状,减轻疼痛,消除或缩小肿块,且未发生不良反应,不影响哺乳,治愈率、好转率接近 100%。

4.耳穴压豆

(1)适应证　急性乳腺炎早期乳房积乳,乳腺炎后期炎症消退、局部肿块伴有乳汁量少。

(2)操作方法　患者取仰卧位,全身放松,操作侧耳廓清洁消毒。先用探针给予排查,寻找敏感点。以脱敏胶布把王不留行籽固定在所选耳穴的敏感点,按压,以耳廓发热胀痛为度,共 10 次左右,每次 5 分钟,每次贴一耳,每日一换,双耳交替,3 天为一个疗程。一般选择耳穴胸、肝、胃、乳腺、三焦、神门。

(3)相关要点　耳穴压豆可以作为一种独立的外治手段,能促进乳汁分泌,增加乳汁排出,因此在乳腺炎各个阶段,都可以选择合适的耳穴进行操作。

(4)临床应用　张凤莲等观察并比较"通乳三穴"(屋翳穴、乳根穴、乳中穴)拔罐加耳穴(胸、肝、胃、乳腺、三焦、神门)压豆的方案与抗菌药物方案治疗早期急性乳腺炎的临床疗效,按随机数字表法将 100 例急性乳腺炎患者分为治疗组和对照组,每组 50 例。治疗组给予"通乳三穴"拔罐加耳穴压豆治疗,对照组给予头孢硫脒静脉滴注治疗,两组均以 3 天为一个疗程,共 2 个疗程。结果显示,治疗 6 天后,治疗组的超敏 C 反应蛋白为 $(9.8\pm3.6)\,mg/L$,中性粒细胞计数为 $(4.85\pm0.83)\times10^9/L$,均明显低于对照组的 $(15.7\pm5.3)\,mg/L$ 和 $(5.27\pm1.00)\times10^9/L(P<0.01;P=0.022)$;治疗组的乳房疼痛评分为 (1.22 ± 0.24) 分,明显低于对照组的 (1.78 ± 0.31) 分 $(P<0.01)$;治疗组的治愈率为 62.00%,总有效率为 96.00%,均高于对照组的 38.00% 和 $84.00\%(P=0.016;P=0.046)$。

5.火龙罐综合灸

(1)适应证　乳腺炎辨证为寒凝血瘀证者。

(2)操作方法　①物品准备:治疗盘、火龙罐(大号)、定制艾炷、艾灸专用点火器、精油、治疗毛巾(数条)、纱布。②环境准备:治疗室温度控制在 $22\sim28℃$。③选用大小合适的艾炷置入罐底,点燃艾炷,完全点燃后备用。④取俯卧位,躺于治疗床上,暴露背部施罐部位,按上焦、中焦、下焦部位顺序及督脉、膀胱经走向施罐,其他部位铺上干净毛巾保暖。⑤在背部涂上精油,检查罐口温度合适后开始施罐,根据不同的部位及穴位特点选用不同的手法(如揉、推、按、熨、烫、点、摇、震等)施罐,至局部皮肤略微发红时停止操作,最后清洁皮肤。隔天 1 次,每次 45 分钟,2 周为一个疗程。

(3)相关要点 在操作过程中,避免温度过高、操作不当等而发生皮肤烫伤、疼痛等不良事件。如发生不良反应,应根据病情判断是否中止操作。

(4)临床应用 徐晓燕等选取 2019 年 11 月—2021 年 2 月在杭州市中医院干部保健中心体检并经中医体质辨识为阳虚型体质的体检者 62 例,其中男性 37 例、女性 25 例。对照组采用常规的中医药保健指导,试验组在常规中医药保健指导的基础上给予火龙罐综合灸。干预后,根据《中医体质分类与判定表》计算阳虚体质量表转化分,比较两组总有效率,结果发现试验组总有效率高于对照组,且差异有统计学意义($P<0.05$)。

6.脓肿穿刺抽液

(1)适应证 哺乳期乳腺炎,脓肿团块形成者。

(2)操作方法 患者取平卧位,常规消毒。用 12 号针头,在乳房波动感明显处,或在 B 超定位下选择脓腔距皮肤最浅位置穿刺,负压进针,抽脓,脓液稠厚时用生理盐水稀释后再行穿刺,反复多次,直至冲洗抽出的液体变清。当有 2 个及以上脓肿时,分别处理。隔天抽吸冲洗 1 次,连续 1 周,或者至穿刺脓液明显减少停止。穿刺液同时行细菌培养加药敏试验。如果脓腔内有败絮状坏死物,可以用尖刀片做 3mm 左右小切口,血管钳取出,并加压包扎。

(3)相关要点 如脓肿范围比较小,散在,则不适合穿刺抽脓;或者脓肿穿刺结果少于 10ml,一般机体可以自行吸收,不需继续穿刺抽脓。

(4)临床应用 楼丽华等观察 56 例哺乳期乳腺脓肿患者,按照非随机同期对照分组,治疗组 31 例口服温通中药,同时行穿刺抽脓;对照组 25 例行脓肿切开排脓,同时应用抗菌药物治疗。结果显示,一个疗程(2 周)后,治疗组治愈 23 例(74.2%),对照组治愈 6 例(24%),平均治愈时间分别为(18.2±5.62)天和(32.75±4.37)天,两组比较,差异均有统计学意义($P<0.05$)。综上,穿刺抽脓较切开排脓损失小,愈合更快。

7.针刺治疗

(1)适应证 单纯性的郁滞期乳痈。

(2)操作方法 患者仰卧,取穴膻中、膺窗、乳根、肩井、曲池、少泽,伴胃热者加丰隆、温溜;伴肝郁者加期门、行间;发热者加合谷。用 30 号 1.5 寸毫针刺入穴位,进针后行捻转泻法。每隔 10 分钟行针 1 次,留针 30 分钟,重症患者适当延长留针时间至 50 分钟。每天 1 次,3 次为一个疗程。

(3)相关要点 需要患者积极配合,放松心情,避免晕针、断针。

(4)临床应用 卢华锋选择 118 例急性乳腺炎患者,采用针灸配合推拿治疗,治疗 2 个疗程后,对临床疗效进行总结。结果显示,一个疗程后痊愈 110 例,占 93.2％;2 个疗程后痊愈 6 例,占 5％,好转 2 例,占 1.8％;总有效率为 100％。

【预防调护】

1. 局部护理

保持局部清洁。鼓励患者积极母乳喂养。若乳头破损,可用蛋黄油、西瓜霜或锡类散等涂抹乳头,哺乳前用温水洗净。宜使用文胸,乳房用文胸托起,可减轻牵拉引起的疼痛。

2. 养成良好的哺乳习惯

坚持按需喂养,摒弃定时哺乳观点,保持愉快心情,以促进乳汁顺利排出。不过度使用吸奶器,导致乳汁过度分泌。摒弃排空乳房的错误观点。

3. 加强饮食管理

一般不要进食大量汤水等高脂肪食物,必要时可以口服乳腺益生菌,维持乳腺微生态平衡。

(顾锡冬,隋新兵)

参考文献

陈云,顾锡冬.温通法联合手法通乳治疗郁滞期急性乳腺炎临床观察.浙江中西医结合杂志,2019,29(2):159-161.

顾锡冬,楼丽华.乳痈阴证说略.内蒙古中医药,2013,32(22):133.

郝芬妮,楼丽华,周丹.应用温通法治疗乳痈 48 例.辽宁中医杂志,2009,36(7):1154-1155.

贾忠兰,许丽风,杨莹.急性乳腺炎患者病原菌分布及耐药性分析.中国卫生检验杂志,2008,18(3):478-479.

楼丽华,张勤,赵虹,等.中药配合穿刺治疗急性脓肿期乳腺炎 31 例.中国中西医结合外科杂志,2009,15(4):411-412.

卢华锋.针灸配合推拿治疗急性乳腺炎 118 例临床疗效观察.光明中医,2014,29

(2):334-335.

吴冬娣,武彪.中药外敷治疗肿块郁滞期哺乳期乳腺炎的临床应用研究.中国当代医药,2021,28(16):160-162.

徐晓燕,刘菲菲,金央.基于中医体质辨识理论对阳虚型体质高级干部应用火龙罐综合灸的临床研究.全科医学临床与教育,2022,20(9):856-857.

张凤莲,程杰,葛建立."通乳三穴"拔罐配合耳穴压豆治疗急性乳腺炎50例.中国药业,2015,24(22):193-194.

周丹,楼丽华,郝芬妮,等.哺乳期乳房脓肿脓培养加药敏43例结果分析.临床和实验医学杂志,2009,8(8):89-90.

朱小静.中药熏蒸、外敷治疗早中期急性乳腺炎的疗效观察.内蒙古中医药,2017,9(5):95-96.

第二节　浆细胞性乳腺炎

浆细胞性乳腺炎又称乳腺导管扩张症,是一种多发生于非哺乳期和非妊娠期妇女的慢性非细菌性化脓性乳腺疾病,常发生于30～40岁女性,中医称之为"粉刺性乳痈"。传统医学古文献中并无对浆细胞性乳腺炎的记载,直至20世纪50年代,顾伯华教授首次报道该病,并于1985年在《实用中医外科学》中首次提出"粉刺性乳痈"的病名。目前该病病因病机尚且不明,一般认为与乳头凹陷、导管排泄障碍、自身免疫反应相关。

【病因病机】

中医认为粉刺性乳痈多因先天不足,乳头凹陷畸形,加之情绪抑郁,肝气不疏,郁滞于里,或因脾虚湿困,导致气血不畅,瘀滞于内,结聚成块,郁久化热,酿肉成脓,溃后成漏。若气郁化火,迫血妄行,则可见乳头衄血。

清代沈金鳌在《杂病源流犀烛》中指出:"乳房属胃,乳头属肝,人不知调养,忿怒所逆,郁闷所过,厚味所奉,以致厥阴阴血不行,遂令窍闭而不通。"

概括其病因病机主要有:

(1)乳头凹陷　乳头凹陷易影响乳房分泌物排出,导致分泌物淤积,瘀久生热,热盛肉腐,酿肉成脓。

(2)七情内伤　情志不畅最易伤肝,足厥阴肝经循行乳腺。情志不畅,肝郁气滞,疏泄失司,气血运行受阻,结聚成块,形成乳腺肿物。肝郁化火,则肉腐成脓,出现脓肿。肝郁日久,肝木克土,脾土亏虚,则化湿无权,湿浊壅阻,气血瘀滞,痰瘀交夹,亦易凝结为块。

(3)饮食不节　饮食不节易伤及脾胃,脾虚则化湿不行,湿浊内犯,循经而至乳络,结聚成块。若嗜食辛辣刺激等食物,则耗阴助热,热盛肉腐,进而化脓成漏。

(4)冲任失调　肾为先天之本,肾元虚衰,冲任失调;肾阴亏虚,虚火上炎,耗伤营阴,致乳络失养,营气不从,逆于肉里,既生痈肿。

现代医学认为,部分导致乳腺分泌物潴留的因素均可能引起本病,例如患者乳头凹陷畸形、既往哺乳障碍、内分泌失调、长期服用抗精神疾病类药物、吸烟等。分泌物排泄失常,乳腺导管堵塞,导管上皮细胞脱落及乳腺分泌物潴留积聚于导管内,致使导管扩张,化学性物质刺激导管壁,引起炎症细胞浸润管壁,纤维组织增生。病变逐渐扩展,遂累及部分腺叶而形成肿块。在急性发作时,肿块可液化形成脓肿,流出脓液中常夹杂脂质样物质,脓肿破溃后可形成通往输乳孔的窦道或瘘管。

【诊断依据】

1. 临床表现

(1)本病多发生于非哺乳期或非妊娠期女性。多见单侧乳房发病,也有双侧发病者。

(2)大多有先天性乳头全部或部分凹陷,并有白色带臭味的脂质样分泌物。

(3)临床表现复杂多样,常分为溢液期、肿块期、化脓期、瘘管期。初起肿块位于乳晕部,常发生红肿热痛,继而化脓。破溃后脓中夹杂脂质样物质;或反复红肿溃破,形成瘘管,常与输乳孔相通。若反复发作,瘢痕形成,则乳头凹陷更明显。

(4)红肿化脓时可伴有恶寒、发热等全身症状,一般较轻。

2. 实验室检查

组织病理学检查是确诊本病的"金标准",对后续治疗方案的调整指导是不可或缺的一项检查手段。常用空芯针穿刺活检(CNB),超声引导下穿刺可获取乳房病变区组织以明确诊断。病理表现为导管上皮鳞状化生和导管扩张,管腔内含有脱落上皮细胞、分泌物和泡沫细胞等。炎症后期导管壁增厚、纤维化变性,导管周围出现脂肪坏死和浆细胞浸润。

3. 辅助检查

(1)超声检查　B超可观察患侧乳房内肿块位置、肿块大小和形态及回声性质,以判断肿块性质、是否液化成脓,以及判断病情变化、预后。常可见乳腺结构紊乱,病灶位于乳晕后或乳晕周围,表现为单纯导管扩张、囊性、实性、囊实性。病灶形态不规则、边缘不清晰,内部常有点状或絮状弱回声,周边或内部见血流信号,血流阻力指数多小于 0.70,纵横径比值<1。

(2)磁共振成像(MRI)检查　MRI 示浆细胞性乳腺炎病灶以多发结节灶伴不规则斑片影,边界不清,信号不均;病灶常与周围腺体分界不清;病灶范围较大,常占据一个象限,乃至整个乳腺;病灶呈 T_1 加权成像(T_1WI)等低信号,T_2 加权成像(T_2WI)呈不均匀高信号,扩散加权成像(DWI)呈高信号。

【鉴别诊断】

浆细胞性乳腺炎需与炎性乳腺癌、乳晕部疖、乳衄相鉴别。

1. 炎性乳腺癌

(1)炎性乳腺癌多发生于妊娠期或哺乳期,患者皮肤常呈红色或紫红色弥漫性肿胀,无明显肿块,可迅速累及对侧乳房,病变发展迅速,患者常于数月内死亡;浆细胞性乳腺炎多发生于非妊娠期或非哺乳期,常为产后 2～5 年,在乳晕部可触及明显肿块,病程时间较长。

(2)炎性乳腺癌与浆细胞性乳腺炎均可有腋下淋巴结肿大,但浆细胞性乳腺炎的腋下淋巴结活动性好,与周围组织无粘连,常有压痛;炎性乳腺癌的腋下淋巴结肿大而质硬,与皮肤及周围组织粘连,用手推之不活动,一般无压痛。

(3)炎性乳腺癌通常无明显全身炎症反应,病情凶险,不化脓,抗感染治疗无效,预后差。浆细胞性乳腺炎乳房肿块常化脓,病程时间长,但预后较好。

2. 乳晕部疖

浆细胞性乳腺炎在急性期常有红肿热痛的表现,因初起肿块常位于乳晕部,故常被误诊为乳晕部疖。浆细胞性乳腺炎常有乳头畸形或凹陷,且反复发作,溃破后流脓中夹有粉刺样物质,后期可形成瘘管。

3. 乳衄

导管内乳头状瘤出现乳头溢液,多呈血性及淡黄色液体,或在乳晕部触到绿豆大小的圆形肿块。但无乳头凹陷畸形,乳窍无粉刺样物质排出,肿块不化脓。

【辨证论治】

1. 肝经郁热证

证候:乳头溢液或乳头凹陷,有粉刺样物质溢出,乳房结块红肿疼痛,按之灼热;伴发热,头痛,大便干结,尿黄;舌质红,舌苔黄腻,脉弦数或滑数。

治法:疏肝清热,活血消肿。

方药:柴胡清肝汤加白花蛇舌草、山楂等。常用柴胡、当归、赤芍、黄芩、夏枯草、白花蛇舌草、生山楂、虎杖等。乳头有血性溢液者,加茜草炭、牡丹皮、生地榆、仙鹤草;乳头溢液呈水样者,加生薏苡仁、茯苓;脓成者,加白芷、皂角刺。

2. 余毒未清证

证候:脓肿自溃或切开后久不收口,脓水淋漓,形成乳漏,时发时敛,局部有僵硬肿块或红肿溃破;舌质淡红或红,舌苔薄黄,脉弦。

治法:益气扶正,和营托毒。

方药:托里消毒散加减。常用生黄芪、白术、茯苓、当归、皂角刺、川芎、金银花等。可酌加白花蛇舌草、生山楂、虎杖、丹参等。局部僵块明显者,加桃仁、鹿角片;脓水稀薄,创面色淡者,倍生黄芪,加熟地黄、枸杞;乳头孔或脓水中脂质分泌物多者,加乌梅、炒谷芽、炒麦芽。

【外治疗法】

《异法方宜论》谈及"一曰砭石,二曰毒药,三曰灸,四曰针,五曰导引按跷",《医学源流论》道"外科之法,最重外治",可见外治的应用十分重要。中医药治疗浆细胞性乳腺炎可获较好的疗效,在辨证论治的同时,还应注意内治与外治相结合。常用的外治法有中药敷贴法、溻渍疗法、中药熏蒸法、穿刺抽脓法、针刺疗法等。

1. 中药敷贴法

(1)适应证 可用于浆细胞性乳腺炎各期,以及乳房肿块形成、病变区疼痛红肿、脓腔形成。

(2)操作方法 患者取仰卧位,充分暴露乳房,观察肿块或脓肿大小及位置,将清热凉血软膏(浙江省中医院院内制剂)均匀涂抹于敷药纱布上,将纱布软膏面朝下敷于肿块区,以内衣固定敷药纱布,8小时后取下纱布。

(3)相关要点 中药贴敷常为不同于内服方药的另一份处方,可以使用相应院内制剂或者传统古方开方做成粉剂,以适量液体或者赋形剂调和外敷于乳房病变区进行局部治疗。贴敷治疗过程中需注意乳房瘙痒情况及皮肤变化,及时排查过敏可能;若局部皮肤化脓破溃,则需注意破口处药物使用;若皮肤破溃流出脓水较多,则需注意破口处卫生消毒,及时更换敷料。

(4)临床应用 王筱璇等选取2017年9月—2018年9月在浙江中医药大学附属第一医院(浙江省中医院)治疗的浆细胞性乳腺炎僵块期患者98例,采用随机数字表法分为治疗组和对照组两组,治疗组50例,对照组48例。对照组予阳和汤加减内服,治疗组予内服中药联合"外敷 1 号"(生大黄 12g,红花 6g,桃仁 6g,乳香10g,没药 10g,牡丹皮 9g,赤芍 12g,川芎 9g,黄芩 12g,丹参 12g,公丁香 5g,桂枝9g,虻虫 6g,水蛭 6g,僵蚕 6g)外用,比较两组患者治疗前后乳房疼痛、肿胀等症状以及乳房 B 超肿块的大小变化。结果显示,治疗组治愈率为 27.1%,显著高于对照组(治愈率为 4.0%)($P<0.05$);对照组平均僵块缩小范围约44.11cm²,治疗组平均僵块缩小范围约 69.13cm²,两组比较,差异有统计学意义。

2. 渍渍疗法

(1)适应证　浆细胞性乳腺炎肿块形成、乳房肿胀疼痛、未成脓破溃者。

(2)操作方法　将相应中药煎煮成药液。患者取平卧位,充分暴露乳房,在患侧下垫以一次性床单,用 4～5 层纱布浸透药液,拧至不滴水,敷于创面。每隔 15～30 分钟淋药液于纱布上,使其经常保持湿润,以利于发挥药效。

(3)相关要点　采用渍渍疗法时,药液应保持新鲜,渍敷范围应稍大于疮面。热渍、罨敷的温度宜在 45～60℃。淋洗、冲洗时,已经用过的药液不可再用。局部浸泡一般每日 1～2 次,每次 15～30 分钟。

(4)临床应用　韩鸿雁等选取 2018 年 12 月—2021 年 1 月来源于某三甲医院门诊及住院的 56 例浆细胞性乳腺炎患者,回顾性分析中药联合渍渍治疗浆细胞性乳腺炎,比较患者治疗前后肿块大小、疼痛变化情况、临床治愈和好转情况,结果发现中药联合渍渍治疗浆细胞性乳腺炎,总有效率为 94.64%,未见明显不良反应。经治疗后,肿块大小为(1.24±1.85)cm,疼痛评分为(4.35±2.98)分,与治疗前比较,差异有统计学意义($P<0.05$),治疗效果明显。

3. 中药熏蒸法

(1)适应证　浆细胞性乳腺炎患者乳房局部红肿疼痛而尚未成脓破溃者。

(2)操作方法　将中药处方水煎出药液,与热水共置入熏蒸治疗仪中或直接以蒸汽熏蒸患处。患者取坐位,调整蒸汽出口与皮肤之间的距离,使温度保持在 45～50℃,每次熏蒸 30 分钟,每日 1 次。

(3)相关要点　保持室温适宜,注意身体保温。熏蒸过程中注意蒸汽温度,防止局部皮肤烫伤。熏蒸后需观察皮肤,有无红疹、瘙痒等过敏性改变。

(4)临床应用　聂付敏等选取 2020 年 1—12 月辨证属于粉刺性乳痈肝经郁热型患者 72 例,随机分为对照组与治疗组两组,每组 36 例。治疗组予口服中药联合中药熏蒸,对照组单予口服中药治疗。比较两组治疗前后中医证候积分、超敏CRP、抑郁焦虑筛查量表评分,结果表明中药内服联合熏蒸治疗粉刺性乳痈疗效确切,与单服中药相比,可有效降低超敏 CRP 炎症指标,在缓解疼痛、消散肿块、减少乳头溢液、改善焦虑情绪等方面均具有优势。

4. 穿刺抽脓法

（1）适应证　浆细胞性乳腺炎病程中出现乳房肿块、疼痛、化脓者。患者乳房肿块液化变软，表皮红肿变薄，皮温升高，自觉乳房时有刺痛，触诊原先肿块区可及波动感。超声示脓肿已形成者。

（2）操作方法　患者取平卧位，乳房局部消毒。用注射针头在乳房波动感最明显处，或在B超定位下选择脓腔距皮肤最浅位置穿刺，进针抽脓，脓液稠厚时用生理盐水稀释后再行穿刺，反复多次，直至冲洗抽出的液体变清。当有2个及以上脓肿时，采用相同操作方法分别处理。脓液抽出后局部压迫1～3分钟止血，消毒针孔，局部外敷清热凉血软膏。

（3）相关要点　穿刺抽脓过程中需关注患者情况，防止患者晕厥。脓腔较小或较深时，可在超声定位下行脓肿穿刺术。对于脓腔内有多个分隔的患者，应尽量祛除分隔，以便抽出脓液。若内部坏死组织阻塞针孔，可用镊子夹除。

（4）临床应用　冯艳玉等选取36例2018年5月—2019年8月浙江省中医院乳腺外科门诊因哺乳期乳腺脓肿行穿刺抽脓患者的临床资料，与同期行传统切开引流术的18例患者进行对比。记录两组患者一般情况（包括脓肿特征）、治疗情况，并进行统计学分析。结果显示，穿刺抽脓组患者疼痛程度明显更轻，治疗次数更少，痊愈时间更短，遗留瘢痕更短，停止哺乳率更低，两组比较，差异均有统计学意义（$P<0.05$）。穿刺抽脓组治愈率略低于传统切开引流术组，但差异无统计学意义。

5. 针刺疗法

（1）适应证　浆细胞性乳腺炎各个时期，以及乳房疼痛、肿块形成者。

（2）操作方法　取乳三针（乳根、膻中、肩井）及阿是穴（局部肿块处）。穴位皮肤常规消毒后，采用0.25mm×40mm毫针进行针刺，乳根和阿是穴朝乳头方向斜刺约1寸，肩井直刺约0.5寸，膻中平刺约0.3寸，得气后行平补平泻法。同时，在膻中、乳根和阿是穴分别放置艾灸盒，艾灸盒内放两段点燃的艾条（直径约2cm，长约2cm），留针40分钟。每周治疗3次，连续治疗4周。

（3）相关要点　针灸过程中应时刻注意患者情况，防止晕针以及艾灸盒烫伤情况发生。

（4）临床应用　王苗等选取72例2015年10月—2017年6月浙江省中医院门诊就诊的慢性乳腺炎患者，随机分为治疗组与对照组两组，每组36例。治疗组予针灸及中药方案治疗，对照组单予中药治疗，两组治疗前后分别采用视觉模拟量表（VAS）及乳腺症状体征量表进行评分，统计两组行切开引流的例数及治疗后6个月的复发例数。结果显示，治疗组改善VAS评分明显优于对照组（$P<0.05$），且

治疗组治疗后治愈率及手术引流率也优于对照组(均 $P<0.05$),提示针灸配合阳和汤是一种治疗慢性乳腺炎肿块期的有效方法,能改善患者疼痛症状,降低手术率。

【预防调护】

1. 纠正凹陷乳头,保持乳头清洁,及时清除分泌物

乳头凹陷、乳腺导管堵塞是浆细胞性乳腺炎发生的主要原因,及时矫正凹陷乳头,清除乳头部分泌物,能减轻导管堵塞,预防本病的发生。

2. 避免乳房受到撞击或佩戴过紧文胸

过紧的文胸不利于凹陷乳头的恢复,会导致乳腺导管堵塞,分泌物排出不畅。此外,日常生活中还应避免小儿撞击,诱发或加重本病。

3. 保持心情舒畅,坚持健康的生活方式

夜间按时睡眠,每周进行 150 分钟中等强度的有氧活动。

4. 发病后忌食海鲜等发物

做好饮食管理,禁食辛辣刺激、肥厚油腻、鱼虾蟹等食物,少食热带水果及具有下乳功效的食品、保健品等。

(吕晓皑,方　晴)

参考文献

冯艳玉,贾兴东,刘建,等.穿刺抽脓治疗哺乳期乳腺脓肿的临床分析.中国医药指南,2020,18(19):58-59.

耿翠芝,吴祥德.浆细胞性乳腺炎的诊断与治疗.中华乳腺病杂志,2008,2(1):20-23.

韩鸿雁,李晶,王赟,等.乳痈散结汤联合溻渍治疗浆细胞性乳腺炎.长春中医药大学学报,2021,37(6):1333-1336.

吕政仪,楼丽华,聂云梦,等.从"阳和化疮"到"温通治痈":论浙江楼氏乳科对《外科证治全生集》的继承和发展.浙江中医药大学学报,2021,45(6):565-570.

聂付敏.中药熏蒸联合内服中药治疗粉刺性乳痈肿块期的临床疗效观察.昆明:云南中医药大学,2022.

宋虎,程婧,肖芬.浆细胞性乳腺炎与乳腺导管内癌的超声及 MRI 影像特点观察.

上海 CT 和 MRI 杂志,2023,21(1):95-97.

王苗,楼丽华.针灸配合阳和汤治疗慢性乳腺炎肿块期的疗效观察.上海针灸杂志,
　　2018,37(5):536-539.

王筱璇.中医内外合治浆细胞性乳腺炎僵块期 48 例临床研究.江苏中医药,2019,
　　51(11):36-37.

第三节　慢性肉芽肿性乳腺炎

　　肉芽肿性乳腺炎(GM)是一种发生于女性非哺乳期的乳腺无菌性炎症反应性疾病,好发于生育年龄、经产的妇女,大多在 6 年内有生育史。近年来,肉芽肿性乳腺炎的发病率呈增高趋势。因该病发生于非哺乳期,中医又称之为"不乳儿乳痈"。肉芽肿性乳腺炎的发病机制目前尚未明确,有学者认为该病与自身免疫异常、棒状杆菌感染、高水平催乳素(PRL)或细胞凋亡相关。典型的临床表现与影像学检查可作为诊断的重要依据,但确诊与鉴别的"金标准"是病理学检查,首选经皮空芯针穿刺活检。

【病因病机】

　　古人有云"乳房阳明经所循,乳头厥阴经所属""女子乳头属肝,乳房属胃。男子乳头属肝,乳房属肾",冲任二脉上贯于乳,与乳腺疾病关系密切;中医学认为该病发生与饮食不节、情志不畅、外感六淫邪毒、冲任失调等有关。

　　(1)饮食不节,肥甘厚味,导致胃热壅盛,肝郁胃热阻滞乳络,亦可热盛肉腐成脓。

　　(2)情志不畅,肝失条达,导致乳络郁滞,聚结成块,气郁日久化热,蒸酿腐肉而成脓肿。

　　(3)肾元亏虚,冲任不固,经血不循常道,反随肝气逆上;痰湿之邪循其胃脘,失其常道,痰湿蒸酿,腐熟成脓,导致乳络失畅,有形之痰积于乳内,继而发为脓肿。

　　现代医学认为该病可能的诱发因素有哺乳障碍史和乳汁瘀滞、棒状杆菌感染、高催乳素血症、外伤和化学刺激溢乳、Ⅳ型超敏反应等,引起以乳腺终末导管小叶为中心的非干酪性肉芽肿病变,病程后期乳腺小叶结构消失,并形成脓肿和导致组织坏死。

【诊断依据】

1.临床表现

(1)初起患侧乳房出现单发或多发肿块,质韧偏硬,形态不规则,边界不清,多伴有疼痛,局部皮肤颜色不变,皮肤温度不高,可伴有腋窝淋巴结肿大。

(2)多为外周象限起病,可沿象限发展,甚至蔓延至乳晕区。

(3)部分病程进展迅速,短时间内迅速蔓延甚至波及全乳,并出现局部红肿热痛,可伴有肢体结节性红斑(下肢为主)、皮疹、发热、咳嗽、关节痛和巩膜炎等全身症状。

(4)病程后期表现为多发脓肿,累及皮下和皮肤,易形成皮损、窦道或溃疡,通常伴有乳房的红肿热痛,病程可迁延不愈,反复发作。

(5)病情好转后可能遗留乳房瘢痕、乳头及皮肤挛缩、乳房萎缩等后遗症。

2.实验室检查

(1)病理学检查 组织病理学检查是肉芽肿性乳腺炎分类诊断和确诊的"金标准",取材方法推荐空芯针穿刺活检。镜下最主要的特征表现为:以乳腺小叶单位为中心的非干酪样肉芽肿性炎,呈多灶性分布,大小不等,可伴有微小脓肿;小叶内可有多种炎症细胞浸润,包括中性粒细胞、单核细胞、淋巴细胞、上皮样细胞和多核巨细胞等。

(2)生化免疫检查 血液检验对诊断意义很小,主要用于判断患者的免疫状态,以及是否伴有其他自身免疫性疾病,监测激素治疗反应,常用的评估指标有血常规、血清催乳素、C反应蛋白、抗核抗体谱,以及免疫球蛋白(Ig)A、IgG、IgM、补体C3和补体C4。

(3)细菌培养 对于可能的肉芽肿性乳腺炎患者,应积极留取病原学标本,通过镜检或细菌培养的方法寻找病原微生物存在的证据。临床上多数脓液细菌培养为阴性,革兰染色病理切片通常也未能发现细菌感染。有部分患者的脓液中可培养出棒状杆菌,但其致病机制和致病能力尚不明确。

3.辅助检查

(1)超声检查 该病在乳腺超声中最常见的表现为不规则低回声肿物,病灶多表现为散在囊状、管状更低回声或无回声区。区别于恶性肿瘤,血流阻力指数多小于0.70,纵横径比值<1。

(2)MRI检查 该病在乳腺MRI上多表现为不均匀增强或边缘增强肿块,也可表现为节段性或区域性非肿块强化。

【鉴别诊断】

慢性肉芽肿性乳腺炎需与炎性乳腺癌和浆细胞性乳腺炎相鉴别。

1.炎性乳腺癌

炎性乳腺癌多发生于青年妇女,尤其在妊娠期或哺乳期。患乳迅速肿胀变硬,常累及整个乳房的1/3以上。病变部位皮肤颜色暗红色或紫红色,皮肤肿胀,毛孔深陷呈橘皮样改变,局部不痛或轻压痛。同侧腋窝淋巴结明显肿大,质硬固定。一般无恶寒发热等全身症状,无化脓,抗炎治疗无效。疾病进展较快,预后不良。通过病理学检查可区分。

2.浆细胞性乳腺炎

浆细胞性乳腺炎可发生于青春期后任何年龄,多为非哺乳期或非妊娠期女性,发病高峰年龄为 30～40 岁和 50～60 岁。可伴有先天性乳头凹陷畸形,乳头常有白色粉渣样物溢出。初起肿块多位于乳晕部,其长轴多与乳腺导管走行一致,表现为局限性肿块伴压痛,边界欠清,活动度较差。溃后脓液中夹有粉渣样物质,细菌或非结核分枝杆菌可引起脓肿反复发作,形成窦道,一般不会引起皮损或溃疡。病理学表现为导管上皮鳞状化生和导管扩张,管腔内含有脱落上皮细胞、分泌物和泡沫细胞等物质。炎症后期导管壁增厚、纤维化变性,导管周围出现脂肪坏死和浆细胞浸润。

【辨证论治】

1.标阳本阴兼血瘀证

证候:发病初期乳房肿块,红肿、灼热,刺痛或压痛明显;舌质暗红,苔黄腻,脉涩或滑数。

治法:温散通络化瘀。

方药:阳和汤加减。常用白芥子、炮姜、熟地黄、桂枝、麻黄、王不留行、丝瓜络、丹参、红花、鹿角片。便秘者加大黄;纳差者加炒鸡内金、藿香;痛剧者加延胡索、三棱、莪术等。

2.标阳本阴兼气血不足证

证候:乳房脓肿溃后久不收口,脓液稀薄,乳房结块僵硬,反复发作,时发时敛,面色无华;舌淡红,苔薄白,脉沉细或细数。

治法:益气温阳通络。

方药:阳和汤加减。常用白芥子、皂角刺、炮姜、熟地黄、桂枝、麻黄、王不留行、丝瓜络、黄芪、党参、升麻、炒白芍、白术。纳差者加山药、砂仁;口渴者加知母、芦根;腰膝酸软者加杜仲、桑寄生。

3. 余毒未清证

证候:乳房脓肿自溃或切开后久不收口,脓水淋漓,形成乳漏,时发时敛,局部有僵硬肿块或红肿溃破;舌质淡红或红,舌苔薄黄,脉弦。

治法:益气扶正,和营托毒。

方药:托里消毒散加减。常用生黄芪、白术、茯苓、当归、皂角刺、川芎、金银花等。可酌加白花蛇舌草、生山楂、虎杖、丹参等。局部僵块明显者,加桃仁、鹿角片;脓水稀薄,创面色淡者,倍生黄芪,加熟地黄、枸杞;乳头孔或脓水中脂质分泌物多者,加乌梅、炒谷芽、炒麦芽。

【外治疗法】

吴师机在《理瀹骈文》中提出:"外治之理,即内治之理,外治之药,亦即内治之药,所异者,法耳。"中医外治法也是治疗肉芽肿性乳腺炎的重要手段之一。在肉芽肿性乳腺炎各个时期合理运用手术疗法、膏药外敷法、针灸疗法等,内外合治,能收到很好的疗效。

1. 穿刺抽脓法

(1)适应证 肉芽肿性乳腺炎化脓期,患者乳房局部皮肤有发红发紫,皮肤表面温度升高,自觉乳房胀痛明显,触诊患处有波动感;此阶段乳房 B 超示脓腔呈多房性、复杂性,成脓时间前后不一,且脓腔接近体表。

(2)操作方法 一般在肿块波动最明显处或 B 超引导下选择距皮肤最浅位置穿刺。常规消毒后,取 20ml 注射器 12 号针头快速刺入皮肤抽取第一针筒送脓液培养,变换角度直到抽不出脓液为止,局部压迫 1～3 分钟,覆盖无菌纱布,如有多个脓腔,如法逐个穿刺。发病初期肿块较大、脓液较多时,隔天抽 1 次,待肿块缩小,B 超下探及脓液少于 1～2ml 时,每周复诊 1 次。

(3)相关要点 对于多个分隔脓腔的乳腺炎患者,抽脓时应尽量打通脓腔;抽脓后的针眼消毒后,患处周围可外敷清热凉血软膏;不可过早使用生肌收口药,否则阻碍排脓之道,毒陷于内,疽肿难解。

(4)临床应用 肖敏等选取 2015 年 2 月—2017 年 2 月期间武汉市红十字会医院收治的 46 例难治性肉芽肿性乳腺炎患者,随机分为对照组和观察组,每组 23 例。对照组在超声引导下反复穿刺抽脓引流及冲洗治疗;观察组在常规穿刺抽吸冲洗治疗后以曲安奈德注射液 40mg,从穿刺的针眼或引流管少量注入脓腔,加压包扎,每周 2 次。比较两组患者的有效率、起效时间、住院天数及治疗后患者满意度。

结果表明,观察组中无一例失访,治愈1例,有效17例,治疗的有效率为78.26%。对照组中失访病例1例,无治愈病例,有效10例,治疗的有效率为45.45%。两组比较,观察组的治疗有效率优于对照组,且差异有统计学意义($P=0.023$)。观察组起效时间(6.00 ± 2.09)天,对照组(10.05 ± 2.57)天,观察组较对照组治疗起效时间快,两组比较,差异有统计学意义($t=5.81,P<0.01$);观察组住院天数(15.61 ± 4.15)天,对照组(21.91 ± 3.02)天,两组比较,观察组住院天数少,且差异有统计学意义($t=5.80,P<0.01$);患者满意度观察组为78.26%,对照组为36.36%,两组比较,观察组患者满意度高,且差异有统计学意义($\chi^2=8.09,P=0.004$)。综上表明,超声引导下穿刺抽脓引流联合局部应用曲安奈德是一种可供临床选择的治疗肉芽肿性乳腺炎的方法。

2.膏药外敷疗法

同急性乳腺炎。

3.针灸疗法

(1)适应证　慢性乳腺炎各个时期,出现乳房疼痛,肿块形成,无皮肤破溃,未在哺乳期者。

(2)操作方法　取乳三针(乳根、膻中、肩井)及阿是穴(局部肿块处)。穴位皮肤常规消毒后,采用0.25mm×40mm毫针进行针刺,乳根和阿是穴朝乳头方向斜刺约1寸,肩井直刺约0.5寸,膻中平刺约0.3寸,得气后行平补平泻法。同时,在膻中、乳根和阿是穴分别放置艾灸盒,艾灸盒内放两段点燃的艾条(直径约2cm,长约2cm),留针40分钟。每周治疗3次,连续治疗4周。

(3)相关要点　艾灸过程中需时刻关注患者的情况,以免烫伤,若出现艾灸局部皮肤红热明显,需涂抹烧伤膏,以防引起水疱。针灸治疗过程中也应联合中药内服方剂协同治疗。疗程期间患者如出现乳房触诊波动感或病情加重,需及时行穿刺抽脓或切开引流。

(4)临床应用　王苗等选取2015年10月—2017年6月浙江省中医院门诊的72例慢性乳腺炎肿块期患者,随机分为治疗组和对照组,每组36例。治疗组采用针灸配合口服阳和汤治疗,对照组采用单纯口服阳和汤治疗。观察两组治疗前后VAS评分及乳腺症状体征量表各项评分(全身症状、乳房疼痛、肿块及总分)的变化情况,并比较两组临床疗效及手术引流率和复发率。结果表明,两组治疗1周、2周、3周、4周后VAS评分与同组治疗前比较,差异均有统计学意义($P<0.05$)。治疗组治疗2周、3周、4周后VAS评分与对照组比较,差异有统计学意义($P<0.05$)。两组治疗后乳腺症状体征量表各项评分与同组治疗前比较,差异均有统计学意义($P<0.05$)。治疗组治疗后乳腺症状体征量表中的肿块评分与对照组比

较，差异有统计学意义（$P<0.05$）。治疗组总有效率和治愈率分别为94.4%和83.3%，对照组分别为83.3%和61.1%，两组治愈率比较，差异有统计学意义（$P<0.05$）。治疗组手术引流率为11.1%，对照组为30.6%，两组比较，差异有统计学意义（$P<0.05$）。

【预防调护】

1.局部护理。保持局部清洁，建议穿戴无钢圈、3/4罩杯以上、全棉、宽肩带、无海绵内衬文胸，日常生活中避免牵拉、撞击乳房。

2.注重饮食管理，禁食辛辣、腥味、煎炸、烘烤、油腻的食物；尽量少食催乳食物、热带水果；以粗茶淡饭、健康饮食为原则。

3.保持健康的生活作息，保持心情舒畅，每周进行150分钟的中等强度有氧活动或75分钟的高强度有氧运动，有条件者每周进行2次力量训练。

（吕晓皑，张雨珩）

参考文献

吕政仪，楼丽华，聂云梦，等.从“阳和化疽”到“温通治痈”：论浙江楼氏乳科对《外科证治全生集》的继承和发展.浙江中医药大学学报，2021，45(6)：565-570.

王苗，楼丽华.针灸配合阳和汤治疗慢性乳腺炎肿块期的疗效观察.上海针灸杂志，2018，37(5)：536-539.

肖敏，李三荣，童树红.穿刺抽脓引流联合局部应用糖皮质激素治疗肉芽肿性小叶性乳腺炎46例.中华普通外科学文献（电子版），2019，13(1)：30-33.

第七章　乳房增生性疾病

　　乳房增生性疾病是临床上最为常见的良性乳腺疾病,好发于30～50岁女性。随着社会节奏加快、工作压力增加,乳腺增生性疾病发病率呈逐年上升趋势,约占育龄女性的40%。乳腺增生性疾病是乳腺正常发育与退化过程失常,使得以乳腺主质和间质不同程度增生为主要表现的病变。因病理学形态多样且复杂,临床命名尚不统一,如乳腺腺病、乳腺囊肿、良性乳腺结构不良、乳腺囊性增生病、乳房纤维硬化症、乳腺增生等,本章将重点介绍临床上最为常见的乳腺增生性疾病及乳腺囊肿。乳腺增生性疾病恶变概率低,但其中的硬化性腺病、不典型增生临床表现与乳腺癌相似,存在一定的恶变概率,且鉴别诊断也存在一定困难。同时,乳腺增生性疾病临床症状多表现为规律或不规律的乳房疼痛,症状反复且迁延,亦对患者产生巨大困扰。目前,西医治疗对乳腺增生性疾病侧重较少,而中医治疗见效显著,中药内服及中医外治相结合的方法在临床上应用广泛。

第一节　乳腺增生病

　　乳腺增生病好发于育龄期妇女,亦可发生于乳房发育的男性,发病率30%～50%,约占全部乳腺疾病的75%,是临床上最为常见的乳腺疾病。据报道,乳腺增生病存在一定的恶变风险,危险性是正常人群的2～4倍,恶变率为1.0%～6.5%。

　　本病属中医学“乳癖”范畴,明代龚居中在《外科活人定本》中首次将“乳癖”与“乳房肿块”“乳中结核”联系在一起,并设立独立篇章加以论述“乳癖……乃厥阴,阳明之经所属也,何谓之癖,若硬而不痛,如顽核之类……如初起用灸法甚妙”。此后,“乳癖”被明确界定为乳房类疾病,并沿用至今。乳癖多与忧思气结等情志内伤因素相关,症状多为单侧或双侧乳房扪及单个或多个大小不等的团块,或伴随乳房胀痛或刺痛。团块和疼痛或因喜怒消长,或随月经来潮加重。本病病情较轻,如及早诊断、及时治疗,预后往往良好。

【病因病机】

1.肝郁痰凝,气滞血瘀

因七情内伤、饮食失宜而形成气滞、痰湿是乳癖发生的重要因素。肝者,主疏泄,宜条达;且女子以肝为先天,在志为怒,怒则伤肝。如遇情志不畅,则肝失条达,气机不畅,易于郁阻乳络,故而发病。与此同时,肝与脾二脏本为相克制之,如木气太过,使得肝木乘脾,脾气虚弱。脾失健运则内生痰湿,痰湿结聚于乳房,凝滞气机,气滞痰凝日久,形成乳癖。肝主藏血且喜调达,肝气调畅则气行顺畅,血脉流通,血行畅通;反之,则血行瘀阻,发为气滞血瘀证。肝气郁滞日久必导致血行瘀阻。乳癖为病,主要症状为乳房可触及大小不等的团块及不同程度的乳房疼痛,病因主要是气滞、血瘀凝聚于乳络。

2.冲任失调,肝肾亏虚

中医学认为冲任二脉,主司女子月事。冲任二脉下起胞宫,上连乳房,冲任不调,则月事不畅,气血运行失调,气滞血瘀阻滞于乳房可出现疼痛、结块等病症。同时,由于劳倦内伤,冲任失养,则乳络失养,形成乳癖。早在宋代《圣济总录》中已记载妇女以冲任为本,冲任失调,则可有乳中结核。故乳癖之乳房疼痛、乳块增大多在月经之前、月经不调或围绝经期月经紊乱时出现。冲任条达,气血通畅,乳房得其滋养;而冲任二脉气血盈亏有度赖于肝肾二脏的共同调节,经行而乳和。肾气亏虚致使冲任失调,日久乳癖发病。肾脏亏虚日久肝失疏泄,肝失所养,肝血亏虚,又加重肾水的衰竭。故劳倦内伤则肝肾亏虚,肝肾亏虚则冲任失养,此为乳癖形成之要。

【诊断依据】

1.临床表现

(1)乳房疼痛 早期多为周期性乳房疼痛,常为胀痛,也有刺痛或灼痛,疼痛可向患侧腋窝或肩背放射。常于月经前数日出现或加重,月经后疼痛锐减或消失。后可发展为非周期性乳房疼痛,疼痛不规律或持续性疼痛,疼痛强度轻重各异。

(2)乳房团块 乳房团块位于一侧或双侧乳房内,单个或多个,好发于乳房外上象限,约占70%。团块形状有片块状、结节状、条索状、颗粒状等,以片块状为多见。团块大小不等，一般直径多在 2cm 以内，边界不甚清楚，质地软韧，推之活动，与皮肤及深部组织无粘连，常有触痛。此外，团块也常随月经周期而变化，月经前团块增大、变硬；月经来潮后团块渐小、变软。

（3）乳头溢液　乳头溢液者占 $3.6\%\sim20.0\%$，常为多乳孔溢出的淡黄色、无色或乳白色浆液，血性溢液少见。

（4）月经周期紊乱　部分患者伴有月经周期紊乱，常伴有月经延后、月经量少、经期延长；经色淡或紫褐色，常伴痛经。同时可伴有面部痤疮、色斑增加等。

（5）情志变化　患者常感胸闷不舒，精神抑郁，夜间失眠多梦，或心烦易怒，脾气急躁。每遇生气或劳累后症状加重，情绪稳定或心情舒畅时症状可减轻。

2. 实验室检查

血清性激素检验：雌二醇（E_2）和孕酮（P）共同促进乳腺导管、小叶以及腺泡的发育。当卵巢功能失调时，会出现 E_2 水平升高，P 水平降低，雌孕比例增高，使乳腺细胞不断处于 E_2 的刺激之中，从而导致乳腺增生。此外，临床上黄体生成素水平的升高也被认为是内分泌紊乱的表现形式之一。伴有乳头溢液的患者如催乳素（PRL）水平异常升高，应进一步行垂体 MRI 检查，以排除垂体肿瘤。

3. 辅助检查

（1）乳腺超声检查　对于腺体丰富且年龄＜35 岁的患者，首选彩色超声检查。超声检查对致密腺体中的结节和囊、实性肿物的分辨力远优于乳腺 X 线检查。超声表现多为回声增粗、增强，内可见低回声结节的"豹纹样"改变，结节边界不规则，界限欠清晰，后方回声无衰减或有轻度增强，彩色多普勒仅见少量点状或短棒状血流信号。

（2）乳腺 X 线检查　X 线检查是发现早期癌和微小癌的重要手段之一，对微钙化的检查是其他影像学检查所不能比拟的。在可触及明确肿块的乳腺增生症患者中，有超过半数的患者 X 线检查表现为无明显边界的片状密度增高影或结节影，可伴有钙化灶。钙化常为较粗大砂砾状、杆状或小弧状，分布于乳腺局部，也可弥漫分布于整个乳腺腺体，但每平方厘米钙化数目均少于 10 个。此外，也有部分病变呈腺体密度，较均匀，形态可不规则，边缘模糊或部分边缘清楚。

（3）乳管镜、乳管造影检查　针对乳头溢液的患者，可行乳管镜或乳管造影检查。乳管镜可直观辨别乳管内是否有实性占位，并可进行活检；乳管造影检查可通过管壁充盈缺损来判断占位。

（4）乳腺 MRI 检查　MRI 检查也可以作为乳腺增生病的检查选择，对一些微小病灶的识别率高于乳腺超声及乳腺 X 线检查，但乳腺增生病可表现为背景过于强化而导致特异性下降，同时 MRI 检查费用偏高，通常不作为乳腺增生病诊断的首选检查方式。

(5)病理学检查　病理学检查是诊断乳腺良恶性疾病的"金标准",针对体格检查和影像学检查发现的乳腺肿块、局限性腺体增厚,彩色超声检查发现的可疑结节,X线检查发现的微钙化,均需进行组织病理学检查以明确诊断。通常首选空芯针穿刺活检、麦默通穿刺活检,也可选择手术活检,一般不推荐细针穿刺细胞学检查。对于乳头溢液,尤其是血性溢液,可行溢液细胞学病理学检查,但假阴性率高。

【鉴别诊断】

结合患者的临床表现、辅助检查,尤其是病理学检查,并排除相关疾病后才能做出乳腺增生病的诊断。应对患者进行适宜的影像学检查和对可疑病变进行组织病理学检查,以排除恶性病变。

1. 乳腺纤维腺瘤

乳腺纤维腺瘤和乳腺增生病均可表现为乳房肿块,纤维腺瘤的肿块多为单侧单发,亦有多发者,呈圆形或卵圆形,边界清楚,活动度大,质地一般较韧,与月经周期无明显关系,无乳房胀痛及触痛。发病年龄多不超过 30 岁,以 20～25 岁最多见。超声检查多表现为边界清晰、形态规则的低回声肿物,有时可有小分叶存在。乳腺 X 线检查常显示形态规则、边界清晰的等或略高密度肿物影及特有的环形透明晕圈。

2. 乳腺癌

乳腺癌肿块多为单侧单发,多为无痛性肿物,可呈圆形、卵圆形或不规则形,质地较硬,活动度差,具有侵袭性。肿块与月经周期及情绪变化无关,生长迅速,好发于中老年女性。乳腺超声检查显示肿块多数形态不规则或呈分叶状,边缘呈毛刺状、蟹足样,包膜不清晰或无包膜,内部回声多不均匀,低回声或呈混合型回声或病变区呈弥漫性高回声。乳腺 X 线检查常表现为肿块影、细小钙化点、异常血管影及毛刺等恶性征象。

3. 其他疾病引起的乳腺疼痛

乳腺增生病最常见的表现为乳房疼痛,故需与其他导致乳房疼痛的疾病相鉴别,如 Tietze 综合征、胸壁疼痛,胆结石、胃食管反流性疾病、颈椎病引起的放射痛和心绞痛也可引起乳腺牵涉痛,但这类患者通常疼痛有诱因,且常伴有原发病。此外,部分药物,如抗抑郁药、地高辛、噻嗪类利尿剂等也会引起乳房疼痛,应详细询问患者病史以进行鉴别诊断。

4. 乳腺炎症性疾病

乳腺炎引起的疼痛多伴有炎性症状,疼痛较剧烈,病变呈红、肿、热、痛的炎性表现,脓肿形成后可触及明显的波动感,可伴体温升高,疼痛无规律,与月经周期无关。

【辨证论治】

1.肝郁痰凝证

证候:乳房胀痛或刺痛;乳房疼痛和(或)肿块与情绪变化相关;烦躁易怒、善郁失眠;两胁胀满。肿块呈单一片状,质韧偏软,触痛明显;月经失调或痛经;舌质淡红,苔薄白或薄黄,脉弦滑。

治法:疏肝解郁,化痰散结。

方药:逍遥蒌贝散加减。常用柴胡、郁金、当归、白芍、茯苓、瓜蒌、半夏、贝母等。乳房胀痛明显者,加延胡索、川楝子、八月札;心烦易怒者,加焦栀子、牡丹皮、黄芩等。

2.冲任失调证

证候:乳房疼痛症状较轻,或无疼痛,乳房肿块月经前加重,经后减缓;腰膝酸软或伴足跟疼痛;月经周期紊乱,量少色淡或行经天数短暂或淋漓不尽或闭经;头晕耳鸣;舌质淡,舌苔薄白,脉沉细。

治法:调摄冲任,和营散结。

方药:二仙汤合四物汤加减。常用淫羊藿、仙茅、当归、知母、丹参、浙贝、半夏、夏枯草、香附、郁金等。肿块较硬者,加生牡蛎、海藻、莪术等;伴有乳头溢液者,加白花蛇舌草、黄芩、蒲公英等;月经不调、腰膝酸软者,加菟丝子、女贞子、益母草等。

【外治疗法】

中医在治疗乳癖方面有显著优势,中医外治法具有疗程短、见效快、操作简单、经济实用、毒副作用较少等优点,有着重要的临床应用价值。

1.中药贴敷疗法

(1)适应证　乳房皮肤无破损、红肿的乳腺增生病患者。

(2)操作方法　①中药外用方制作:陈皮 30g,丹参 20g,醋香附 15g,制吴茱萸 20g,白芷 20g,丁香 20g,紫苏叶 15g,小茴香 30g,磨成药粉。②准备纱布、药粉、石膏、水、碗具、敷药板、红外线灯等必备工具,药粉加水制成药膜,石膏加水制成膏状。③患者取舒适体位,充分暴露乳房膏疗部位皮肤,注意保暖,用屏风遮挡患者,嘱患者排空二便。④双乳分别按摩 1 分钟,将纱布放置于双乳,避开乳头,纱布上铺好药膜,覆盖石膏。将红外线灯分别对准膏疗部位,距离适中,膏疗期间询问患者有无不适,观察局部皮肤情况。⑤如无不适,持续膏疗时间 30 分钟,结束后去除外敷药物,清洁双乳皮肤。操作隔天一次,14 天为一个疗程。

(3)相关要点　中药贴敷疗法可选用中药膏疗、湿热敷,也可选用中药外用制剂直接贴敷,可根据各医疗机构的不同条件选用合适的贴敷方式。在操作过程中,避免因温度过高、操作不当等发生皮肤烫伤、疼痛、过敏等不良事件。如发生不良反应,应根据病情判断是否中止。

(4)临床应用　浙江省中医院开展乳癖中药膏疗法多年,患者评价良好。徐留燕等选取 2019 年 1 月至 2020 年 7 月河南中医药大学第一附属医院乳腺病科门诊就诊的乳腺增生病冲任失调证女性患者 122 例,随机分为散结消痛膏外敷治疗组和安慰剂硬膏外敷对照组,每组 61 例。两组均连续治疗 8 周,分别于治疗前及治疗第 4 周、第 8 周(治疗后)、第 12 周(随访时)进行临床疗效评价。两组治疗后汉密尔顿抑郁量表评分、中医证候评分均降低($P<0.05$);治疗组乳腺彩色超声评分、触诊肿块评分、E_2、PRL 水平亦降低,且低于同期对照组($P<0.05$);对照组乳腺彩色超声评分、触诊肿块评分、E_2、PRL 治疗前后差异均无统计学意义($P>0.05$)。治疗组临床痊愈率(9.84%)、显效率(31.15%)、总有效率(86.89%)均明显高于对照组(分别为 0、9.84% 及 32.79%),差异有统计学意义($P<0.05$)。

2. 穴位贴敷疗法

(1)适应证　各种证型的乳腺增生病患者。

(2)操作方法　穴位贴制作:川乌、生大黄、公丁香、丹参、延胡索、莪术等中药磨成粉剂,加入白醋及少量凡士林调和均匀,制成膏状。将上述中药膏剂均匀置于一次性无纺布穴位空贴内圈里,直径约 2cm。选取屋翳、膻中、乳根、期门及乳房局部阿是穴,常规消毒后,将穴位贴敷于其上,每次 6 小时,每日 1 次,经期时停用,治疗 2 个月经周期。

(3)相关要点　穴位贴敷处应注意无皮肤破损及皮疹,贴敷过程中如出现皮肤过敏等情况,应立即去除敷贴,清水冲洗膏药直至皮肤上无残留。

(4)临床应用　卢仙球等将 72 例乳腺增生病患者随机分成试验组(36 例)和对照组(36 例),试验组给予针刺结合穴位贴敷治疗,每周治疗 3 次,连续 8 周;对照组采用乳癖散结颗粒口服疗法。分别于治疗前后以及随访期 3 个时间点,比较两组患者的临床有效率、乳房疼痛程度评分、肿块分布范围评分、肿块大小评分及肿块硬度评分。试验组总有效率为 83.9%,对照组总有效率为 58.1%,比较两组临床疗效,差异有统计学意义($P<0.05$);试验组在改善乳房疼痛程度、肿块分布范围、肿块大小及肿块硬度四个方面均明显优于对照组($P<0.05$)。

3. 铜砭刮痧治疗

（1）适应证　伴有抑郁、焦虑等情志改变的乳腺增生病患者。

（2）操作方法　选取结实的靠背椅一把，患者排空小便后取趴坐位，术者持铜制刮痧板，以凡士林润滑，刮痧板与皮肤呈45°夹角，部位由上至下，用力先轻后重，速度先慢后快。刮痧选取主穴为肩背部双侧乳房反射区，如双侧肩井、天宗、膏肓，配穴为双侧肝俞、胆俞、脾俞、胃俞。在双侧肝俞、胆俞区域采用泻法加重力量快速向外刮拭肝俞、胆俞，以患者自觉疼痛但可忍受为度，刮至施术部位出现片状黑紫色斑痧，施术时间不超过30分钟。每周1次，连续治疗3个月。

（3）相关要点　患者肩背部应无破损、皮疹，无出血风险及凝血功能障碍。刮痧过程中应注意室温舒适，避免患者外受风寒。刮痧当天勿用温热水泡澡。

（4）临床应用　刘晓玉等将60例肝郁气滞型乳腺增生病患者随机分为对照组和观察组，每组30例。在口服和乳汤的基础上，观察组患者增加刮痧治疗，总疗程3个月。与治疗前比较，治疗后两组患者乳房增生肿块最大径、增生腺体厚度显著减小（$P<0.05$），乳房疼痛视觉模拟量表（VAS）、焦虑自评量表（SAS）和抑郁自评量表（SDS）评分均显著降低（$P<0.05$），且观察组上述指标改善程度显著大于对照组（$P<0.05$）。此外，观察组临床疗效明显优于对照组（$P<0.05$）。综上说明刮痧联合汤药内服单纯内服治疗乳腺增生病效果更佳，且能显著改善患者的焦虑及抑郁症状。

4. 针灸治疗

（1）适应证　乳房胀痛明显，伴有心情郁闷、失眠多梦的乳腺增生病患者。

（2）操作方法　①毫针普通刺法：患者取仰卧位，取穴太冲、乳根、屋翳、期门、膻中、丰隆，皮肤常规消毒后，采用无菌针针刺，缓慢于患者穴位处进针，并留置30分钟，不行任何手法，每日1次，连续治疗2周为一个疗程。乳房发硬胀痛明显者，可加用腹针，选用中脘、下脘、气海、关元等穴，进针方式同上。②火针：患者取仰卧位，常规消毒乳房皮肤，把火针烧至白亮，迅速针刺乳房肿块部位，注意控制进针深度，以10mm左右为佳，快进快出，再针刺（膻中、三阴交、肩井等）治疗。治疗隔日1次，10天为一个疗程。③电针针刺：患者取仰卧位，取穴膻中、屋翳、乳根、期门、丰隆、三阴交（双）。皮肤常规消毒后，采用无菌针灸针，膻中穴、乳根穴沿皮下向乳房方向进针20mm，使针感达到整个乳房，屋翳穴呈25°向乳房方向斜刺20mm，期门穴向乳房方向平刺15mm，其他腧穴按常规方法针刺。穴位针柄连接电子针灸治疗仪，给予连续波，频率选取低挡，强度以患者能承受为度。治疗20~30分钟/次，经期停止治疗，每个月经周期治疗10次。

（3）相关要点　需要患者积极配合，放松心情，避免晕针、断针，尤其需注意在乳房处的进针深度,避免进针过深,针尖进入胸腔,造成气胸、血气胸等。在月经来潮时停止针灸治疗,月经过后可恢复治疗。在火针治疗时,严防患者烫伤、烧伤,如患者出现不适,应及时停止治疗。

(4)临床应用　张董晓等观察 80 例肝郁痰凝型及冲任失调型乳腺增生病针灸治疗的临床效果。取穴屋翳、乳根、膻中、期门、丰隆、三阴交。每个月经周期治疗 15 次,共治疗一个疗程。结果提示,两种类型的乳腺增生病针灸治疗均可改善乳房疼痛并缩小乳房肿物,有效改善全身症状,对性激素无影响,疗效确切,安全性高。

5.推拿治疗

(1)适应证　推拿治疗可与针灸治疗联合使用,也可单独使用,辨证施治适合所有症型的乳腺增生病,对于伴有失眠、焦虑的患者,疗效更佳。

(2)操作方法　①患者取仰卧位,体态放松,室温适宜,可增加抒情音乐作为背景。采用一指禅推法在乳房周围点取穴屋翳、天池、乳根、中府、膻中等点按 3～5 次。②掌揉法、推法沿胸骨自上而下梳理任脉 3～5 次。顺时针磨腹 2 分钟,对中脘、天枢、关元、气海、中极等进行点按,每穴 3～5 次。③于患者双上肢三阴经、双下肢三阴经施掌揉法,循经点穴。④然后取俯卧位,双手手掌自第 1—9 胸椎两侧施掌揉法,循环 3～5 次。⑤于背部膀胱经和督脉掌推法,推 3～5 次。肘点膈俞、肝俞、脾俞、肾俞,每穴 3～5 次。10 次为一个疗程,且在 4 周内完成,共 2 个疗程。

(3)相关要点　哺乳期及妊娠期患者不可给予推拿治疗,全身情况差及伴有严重心肺功能不全的患者不可进行推拿治疗。推拿过程中应注意力度适宜,以患者可耐受为准。

(4)临床应用　马艳等将 2017 年 3 月至 2018 年 5 月就诊于新疆维吾尔自治区中医医院的 156 例患者随机分为药物组、推拿组以及联合组,每组 52 例。药物组给予乳癖消胶囊,推拿组给予推拿治疗,联合组两种疗法共用。治疗 2 个月后,比较临床疗效,视觉模拟量表(VAS)评分,肿块硬度、大小、范围评分,伴随症状评分以及相关激素水平。2 个月后联合组总有效率为 90.38%(47/52),高于药物组(80.77%,42/52)及推拿组(82.69%,43/52)。经治疗,三组患者的 VAS 评分及肿块硬度、大小、范围评分较治疗前均显著降低($P<0.05$),以联合组最为显著($P<0.05$)。治疗后,仅联合组 3 项伴随症状评分较治疗前显著降低($P<0.05$)。联合组对激素水平的改善效果最佳($P<0.05$)。故在药物治疗的基础上增加推拿治疗,可提高乳腺增生病的治疗效果。

6.穴位埋线

(1)适应证　符合诊断的所有证型的乳腺增生病患者。

（2）操作方法　患者取仰卧位，取穴双侧肝俞、足三里，配穴取双侧天宗、肩井。主穴取75%酒精棉球常规消毒后，采用7号注射针针头作套管，弯头血管钳夹持长1cm的3-0薇乔线插入套管，将毫针剪去针尖作针芯，从套管尾部插入，将套管针头插入穴位，针芯向前插入得气后退出，按压片刻，外用敷贴敷盖。每2周治疗1次，6次为一个疗程。

（3）相关要点　穴位埋线前需确认患者无凝血功能障碍及出血风险，如操作过程中患者出现疼痛难忍、晕针等情况，应及时停止治疗。

（4）临床应用　吕晓皑等将103例痰瘀互结型乳腺囊性增生病患者随机分为治疗组（53例）和对照组（50例）。治疗组采用穴位埋线治疗，对照组采用口服乳癖散结颗粒治疗。治疗12周后，发现治疗组治愈率和总有效率分别为50.9%和92.5%，对照组分别为46.0%和90.0%，比较两组治愈率和总有效率，差异均无统计学意义（$P>0.05$）。比较两组治疗后的症状/体征各项评分（疼痛评分、肿块硬度评分、肿块范围评分、肿块大小评分及全身伴随症状评分），差异均有统计学意义（$P<0.05$）。两组治疗后气郁质转化评分与同组治疗前比较，差异均有统计学意义（$P<0.01$，$P<0.05$），且在治疗后3个月、6个月后比较，差异同样存在。综上表明，穴位埋线是一种治疗痰瘀互结型乳腺囊性增生病的有效方法。

【预防调护】

在日常生活中，可以通过以下几个方面来预防和减少乳腺增生病的发生。

1. 保持良好的心态

情志改变是乳腺增生病发生的重要因素，情绪的波动会引起雌、孕激素分泌不稳定，从而造成乳腺增生，复旧不良。如出现难以控制和自我难以调节的焦虑、抑郁情绪及失眠多梦的情况，应及时就医，寻求专业的治疗。而日常生活中，应少生气，保持积极健康的情绪。

2. 保持良好的生活习惯

生活规律，劳逸结合，不熬夜，不吸烟，不饮酒，保持和谐的性生活；不穿戴过紧衣物，晚上不穿戴文胸睡觉等，亦可以减少乳腺增生病的发生。

3. 调整饮食结构

多食新鲜蔬菜水果、五谷杂粮等富含膳食纤维的食物；多食核桃、黑芝麻、黑木耳、食用菌类等。多食可预防乳腺癌的食物，如海带、紫菜、鱼类、豆制品、红薯、玉米、酸牛奶、胡萝卜；少食油炸、高热量、高脂肪食物；少食辛辣刺激食物、动物内脏等；蜂胶、蜂王浆等食物含有大量的动物性雌激素，大量服用可引起乳腺增生发生，应减少食用。

4.正常妊娠哺乳,避免反复人工流产

妊娠、哺乳可调节乳腺的生理功能,妊娠、哺乳期间孕激素分泌充足,能有效保护、修复乳腺;而哺乳能使乳腺充分发育,并在断奶后良好退化,不易出现增生。

5.控制雌激素摄入

禁止滥用避孕药物及含雌激素的美容用品;少食饲料(含有激素)喂养的家禽、水产品;慎用含有雌激素的保健品(含有雌激素的面霜、丰乳霜),围绝经期慎用激素替代品。

6.加强体育锻炼,防止肥胖

相关研究表明,肥胖会导致人体内雌激素的生成和释放,刺激乳房腺体上皮细胞过度增生,这是乳腺疾病的重要成因之一。积极参加体育运动,如跑步、游泳、骑单车、打羽毛球等,不仅可以锻炼身体、提高机体免疫力,避免肥胖,还可以释放压力,放松心情。

7.定期检查

40岁以下女性建议至少每年进行一次乳房临床检查和乳腺B超检查;40岁以上女性建议每半年进行一次乳房临床检查和乳腺B超检查,每年进行一次乳腺钼靶检查。通过定期进行乳腺专科检查,特别对于某些可疑恶变的乳腺增生性疾病,积极采取医疗干预,可有效防止乳腺增生病发展成乳腺癌。

(付媛媛)

参考文献

陈旭,邵芹芹.中药穴位贴敷治疗肝郁痰凝型乳腺增生的疗效观察.中国中医药科技,2020,27(5):755-757.

高秀飞,王蓓,吕晓皑,等.乳腺增生病患者心理障碍的研究进展.浙江中医药大学学报,2012,36(7):849-851.

康慧,何生华.针灸加手法按摩治疗乳腺增生疗效观察.湖北中医杂志,2017,39(12):20-21.

李仁,吴芳,葛安琪,等.阳和膏湿热敷治疗乳腺增生症的前瞻性随机对照研究.现代生物医学进展,2022,22(21):4139-4142.

刘晓玉,李华刚.刮痧联合和乳汤治疗肝郁气滞型乳腺增生症临床观察.安徽中医

药大学学报,2023,42(1):64-67.

卢仙球,戴灵琳,陈利芳,等.针刺结合穴位贴敷治疗乳腺增生症临床疗效观察.浙江中医药大学学报,2022,46(11):1278-1282.

吕晓皑,王蓓,徐震,等.穴位埋线治疗痰瘀互结型乳腺囊性增生病疗效观察.上海针灸杂志,2016(1):43-46.

马艳,余云飞,刘俊昌.乳癖消胶囊联合调和任冲推拿法治疗肝郁气滞型乳腺增生症的临床疗效观察.中华中医药杂志,2020,35(11):5887-5890.

田彦华,侯俊伟,楼丽华.中医外治法治疗乳腺增生病的临床研究.辽宁中医药大学学报,2008,10(3):44-46.

徐留燕,程旭锋,王蓓蓓,等.散结消痛膏外敷治疗乳腺增生症冲任失调证61例随机对照研究.中医杂志,2022,63(17):1647-1653.

张董晓,王慧,胡慧,等.电针针刺治疗乳腺增生症的随机对照试验.世界中西医结合杂志,2022,17(8):1562-1566,1570.

张董晓,王慧,胡慧,等.针刺治疗肝郁痰凝型和冲任失调型乳腺增生症临床疗效.辽宁中医杂志,2022,49(6):184-188.

张璟瑶,孙贻安.乳癖的病因病机探析.中医临床研究,2021,13(31):86-88.

张立然,张亚敏.穴位贴敷治疗肝郁气滞型乳腺增生60例临床研究.黑龙江中医药,2016,45(4):50-51.

第二节　乳腺囊肿

乳腺囊肿属于乳腺囊性增生病范畴,以上皮组织增生和囊肿形成为特征,一般认为是由乳腺末梢导管高度扩张形成所致,通常是非癌性的。囊肿可存在于单侧乳房或双侧乳房,可单发也可多发。尽管乳腺囊肿可见于任何年龄的女性,但更常见于绝经前的妇女,也可见于接受激素治疗的绝经后女性。乳腺囊肿内囊液增多时可引起乳房疼痛不适,单纯的乳腺囊肿属于中医学"乳癖"范畴,治疗方法与乳腺增生病相似,如囊肿发生炎性性改变,则表现更为符合"乳痈",应按照"乳痈"进行治疗,并根据患者症状严重程度给予适合的中医外治,因一般为无菌性炎症,故常规不进行抗感染治疗。单纯乳腺囊肿的恶变概率极低,但若囊肿内或囊壁出现实性病灶或囊液呈现血性改变,则要警惕恶性病变的可能。乳腺囊肿如早诊断早治疗,一般预后良好,无须手术治疗介入,恶变概率低。

【病因病机】

乳癖形成的病因病机在本章第一节已有详细概述,妇人若情志不畅,肝郁气滞,脾失健运,痰浊内生,气血瘀滞,易肝郁痰凝瘀血阻于乳络,致乳房肿块;若冲任失调,上则乳房痰浊凝结而发病,下则经水逆乱而月经失调,易乳房痰浊凝结而发病。

乳腺囊肿为水湿在乳络潴留而成。《黄帝内经》指出"足阳明胃经行贯乳中;足太阴脾经,络胃上膈,布于胸中";"女子乳房属胃"。胃主收纳,脾主运化水湿,脾胃虚弱,脾失健运,则水湿运行不畅,循经潴留于乳络而发为囊肿。乳腺囊肿较大时,不恰当的睡姿导致局部压迫;或者因穿刺、局部外伤等使得囊液外溢,造成周围乳房组织无菌性发炎;或妇人操持劳累,情志不佳,肝气郁结,日久化热,故而有"乳痛"的表现。

【诊断依据】

1. 临床表现

(1)乳房肿块及疼痛 乳房内可触及平滑、易移动的圆形或椭圆形肿块,边缘清晰,质软或质韧。肿块区域的乳房疼痛或压痛,月经前肿块增大,疼痛加重,月经后肿块缩小,疼痛缓解。如乳腺囊肿继发感染,可表现为红肿热痛等炎性症状,一般不伴发热等全身感染性表现。

(2)乳头溢液 溢液可为透明、黄色、淡黄色或深褐色。

2. 实验室检查

实验室检查对乳腺囊肿的诊断没有特异性,但患者如果继发感染,可行血常规、CRP检验,如患者白细胞计数、中性粒细胞计数、CRP水平升高,考虑存在合并细菌感染,可进一步行囊液抽吸后细菌培养联合药敏试验,根据结果指导临床抗菌药物选择。

3. 辅助检查

乳腺超声检查对囊肿的诊断特异性及敏感性高,是诊断囊肿的首选检查。囊肿在超声图像上表现为无回声的液性暗区,边界光滑锐利,有明显的病变后方回声增强效应。如囊肿继发感染,可表现为回声不均匀的液性暗区,囊肿周围腺体多普勒显示血流信号增加。乳腺X线检查多表现为无明显边界的片状密度增高阴影,可伴有粗大钙化,形态多为圆形、环形、杆状或不规则形,量少,多散在分布。如乳腺超声显示囊壁增厚,囊内出现实性改变等不能与乳腺癌相鉴别的表现,可行乳腺增强MRI检查,观察病灶强化情况,同时可行病灶组织病理学检查或囊液细胞学检查,排除恶性病变。

【鉴别诊断】

乳腺囊肿应与乳腺增生病相鉴别,虽两者均可表现为与月经周期相关的乳房胀痛及乳房肿块,但乳腺囊肿肿块触及边界更为清晰,质地较软,活动度好,如触及"皮球样"感。乳腺囊肿应与其他乳房肿块相鉴别,如乳腺纤维腺瘤、乳腺癌等。

【辨证论治】

乳腺囊肿为乳腺囊性增生性疾病,同属中医学"乳癖"范畴,与乳癖辨证论治相同,根据患者病症,予肝郁痰凝证或冲任失调证治疗,具体参考本章第一节。如乳腺囊肿发生炎症性改变,则应按照"乳痈"进行辨证论治,以下予以详细论述。

肝经郁热证

证候:乳房结块、疼痛,皮色不变或微红;伴头痛,胁肋胀痛,失眠,烦躁易怒;口苦口干,舌红苔黄,脉弦数等。

治法:疏肝清热,和营消肿。

方药:柴胡清肝汤加减。柴胡、黄芩、连翘、夏枯草、蒲公英、皂角刺、当归、地黄、栀子、赤芍、甘草等。

【外治疗法】

单纯性乳腺囊肿多可选用乳癖外治法,其中中药贴敷疗法、穴位贴敷疗法、铜砭刮痧治疗、针灸治疗、推拿治疗、穴位埋线等常用于乳癖的外治疗法对乳腺囊肿均有良好的临床疗效,尤其对于囊肿多发而细小、乳房胀痛难忍伴有情志变化的患者疗效尤为明显。以下介绍可单独用于乳腺囊肿的外治疗法。

1. 中药贴敷疗法

(1)适应证　单纯性乳腺囊肿;乳腺囊肿伴发感染,肿块红肿疼痛。

(2)操作方法　取浙江省中医院院内制剂清热凉血膏或如意金黄散及其他中药粉剂临方调配,温生理盐水调配至糊状,以皮肤适应为度。患者取仰卧位,清洁乳房红肿疼痛处,将粉糊均匀敷在病灶上,厚度1～2cm;敷药表面平铺一层纱布维持药糊形状并减缓水分流失。每日1次,每次15～20分钟为宜,外敷时间根据患者皮肤耐受程度增减,可耐受者每日可增加至8小时。

(3)相关要点　清热凉血膏在浙江省中医院运用多年,具有清热解毒、凉血散瘀、消肿止痛的功效。中药贴敷时应注意皮肤不可有破损及皮疹,如治疗过程中发生过敏反应,应立即停止治疗并去除外敷中药。

(4)临床应用 黄仕任等选取 121 例单纯性乳腺囊肿患者,随机分成治疗组(68 例)和对照组(53 例)。治疗组采用穿刺配合中药内服联合中药湿热敷治疗,对照组采用单纯囊腔穿刺抽液法治疗。结果显示,治疗组治愈率为 87%,对照组治愈率为 49%,两组比较,差异有统计学意义($P<0.01$)。综上说明,穿刺配合中药外敷内服法治疗单纯性乳腺囊肿优于单纯囊腔穿刺抽液法。

2.囊肿穿刺抽液

(1)适应证 囊肿饱胀、囊液充足引起局部乳房胀痛;囊肿继发感染,局部红肿疼痛。

(2)操作方法 患者取平卧位,常规消毒乳房。在乳房上双手深触诊,触及囊肿两侧边缘,食指和拇指固定囊肿,选中点作为进针点(如有超声引导,可省略上述步骤),选离皮最近处进针,用 12 号针头,负压进针,抽吸囊液直至无法抽吸。穿刺点压迫止血 10 分钟。

(3)相关要点 如囊肿多发且囊肿最大径小于 10mm,则不适合穿刺抽吸;如囊液浑浊、血性,则建议进一步行细胞学检查及细菌培养。

(4)临床应用 张辰铭等按照随机数字表法将 104 例单纯乳腺囊肿患者分为对照组(52 例)和观察组(52 例)。对照组行超声引导穿刺术治疗,观察组在对照组治疗的基础上联合消癖散治疗。观察组总有效率(96.15%)明显高于对照组(82.69%),两组比较,差异有统计学意义($P<0.05$)。与对照组相比,观察组治疗后乳腺囊肿缩小,乳房疼痛加剧率下降,复发率降低,比较两组乳腺囊肿大小和复发率,差异有统计学意义($P<0.05$)。故在超声引导穿刺术的基础上联合中药治疗乳腺囊肿,治愈率高,复发率低,安全性良好。

【预防调护】

1.保持生活规律,注意劳逸结合,多运动,防止肥胖,增强身体免疫力。生活规律可保持内分泌稳定,维持大便通畅可减轻乳房胀痛。

2.情绪抑郁、波动不稳定易造成乳腺囊肿,因此在日常生活中要保持心情愉快,避免情绪波动。

3.乳腺囊肿患者应减少油脂类及高蛋白食物摄入,尽量避免使用含有雌激素的药物,禁止滥用避孕药及含雌激素的美容用品,不食用雌激素喂养的鸡、牛等畜禽肉。

4.如有乳腺囊肿,应早发现早治疗,避免乳房遭受外力撞击;如考虑恶变可能,应及早手术治疗。

(付媛媛)

参考文献

陈英.辨证分型治疗乳腺囊性增生症566例.辽宁中医药大学学报,2006,8(3):78.

陈英霞,黄梅.不同年龄层次乳腺囊肿发病与脾虚的相关性研究.广州中医药大学学报,2019,36(12):1916-1921.

陈园,王毅,安丽颖.中西医结合治疗单纯性乳腺囊肿的临床观察.中国医药指南,2014,12(33):259-260.

黄仕任,唐厚秀.穿刺配合中药外敷内服治疗单纯性乳腺囊肿.现代中西医结合杂志,2010,19(17):2136-2137.

娄海波,楼丽华,赵虹.穿刺配合理气健脾法治疗乳房囊肿32例.山东中医杂志,2009,28(11):777-778.

谢小红,洪日,赵虹,等.温通法对乳腺囊肿继发感染血清CRP浓度的影响.中国中西医结合外科杂志,2011,17(3):312-314.

张辰铭.消癖散联合超声引导穿刺术治疗乳腺囊肿的疗效观察.医学理论与实践,2021,34(10):1693-1695.

第八章 乳房肿瘤性疾病

乳房肿瘤发生于乳房内肿块，在中医文献中又称"乳癖""乳疳""乳核"等。乳房肿瘤在乳房疾病中较为常见，可将其分为乳房良性肿瘤和乳房恶性肿瘤，本章将重点讲述乳腺纤维腺瘤、乳腺导管内乳头状瘤、乳腺癌及乳腺肉瘤。乳腺纤维腺瘤约占乳房良性腺瘤的80%，好发于年轻女性，目前研究认为该病多与小叶内纤维细胞对雌激素的敏感性较高有关。手术是唯一的根治方法，但中药治疗及中医外治等对肿块的疼痛缓解、抑制肿块生长等均有较大作用。乳腺导管内乳头状瘤约占乳房良性肿瘤的20%，多见于40~50岁女性，其常见的临床表现为乳头溢液和肿块，根据临床表现特点，该病被重新定义并区分为中央型与外周型。中央型多以乳头溢血为表现，采用必要的辅助检查较易确诊。外周型则需要与其他良性疾病甚至乳腺癌相鉴别。乳腺肉瘤是一种比较少见的乳房恶性肿瘤，常见于50岁以上的妇女，因该病的病理学形态和生物学形态具有多样性，故2003年版《乳腺及女性生殖器官病理学和遗传学》推荐将其命名为"乳腺分叶状肿瘤"，并分为良性、交界性和恶性，目前治疗以手术为主。乳腺癌是女性最常见的恶性肿瘤之一，在我国部分地区其发病率已居女性恶性肿瘤的首位，目前发病原因尚不清楚，主要与激素的分泌、饮食、情绪、遗传等因素有关，治疗以手术、放化疗及靶向治疗为主，而中医药治疗在减少乳腺癌术后并发症、放化疗毒副作用的发生以及提高机体免疫力等方面具有特殊优势。目前中医临床多采用"乳房肿瘤"和"乳腺癌"之名，其主要病因病机为七情太过，肝气郁结，肝经受邪，使肝脾失运，气滞痰凝，或年高体虚，冲任失调，日久致气滞血瘀，经络阻塞，结于乳房而成。乳房肿瘤的发生与脾胃、肺、肝、肾、冲任等脏腑经脉失调关系密切，正气不足、邪毒留滞有关。肝肾气不足，气虚血弱，冲任二脉空虚，气血运行失常，以致冲任失调，气滞血瘀，久则聚痰酿毒相互结于乳房中而成癌瘤。正如《医宗金鉴·积聚篇》曰："正气不足，而后邪气踞之，正气和邪气势不两立，一胜一负。"如《格致余论》曰："忧怒抑郁，朝夕积累，脾气郁阻，肝气横逆,逐成隐核。"所以,肝脾郁怒是导致乳房部位凝结成核的病因。故乳癌之肿块,均在肝经、脾经循行之处生长,且伴有情绪忧郁、胃纳欠佳、胸肋闷痛不舒,时有患痛、脉沉弦等气郁之象。

第一节　乳腺纤维腺瘤

乳腺纤维腺瘤,又称腺纤维瘤、腺瘤等,是由乳腺纤维组织和腺管两种成分增生共同构成的乳腺良性肿瘤,该病患者占乳腺外科门诊患者的 7%～13%。乳腺纤维腺瘤可发生于青春期后任何年龄段的女性,发病高峰年龄为 15～25 岁,绝经后妇女较少见。临床表现为圆形或椭圆形的无痛性肿块,质地坚实,活动度较好,肿块大小不随月经周期发生变化。

乳腺纤维腺瘤是一种常见的乳腺良性肿瘤,约 25% 的纤维腺瘤无症状,13%～20% 为多发病灶,多发纤维腺瘤患者多有家族史。纤维腺瘤病程较长,多数病变缓慢增大或无变化,少数可自然消退或快速增大。有 10%～20% 的患者存在多发病灶,可选择其中 1～2 个进行组织病理学检查,其他病灶选择观察。对于经 6 个月随诊病灶处于稳定状态的病例,改为每年随诊 1 次。

纤维腺瘤中的上皮成分癌变风险极低,癌变率为 0.12%～0.30%,且癌变者多为小叶原位癌。经手术切除、病理学检查确诊的纤维腺瘤患者乳腺癌的发生风险较普通女性略增高(1.48～1.70 倍),伴有非典型增生或一级亲属乳腺癌家族史或复杂纤维腺瘤患者,其乳腺癌发生风险高于普通纤维腺瘤患者。因此,建议此类高危纤维腺瘤患者术后仍需定期行乳腺检查。

【病因病机】

乳腺纤维腺瘤与乳腺增生病统属于中医学"乳癖"范畴。为了区别两者,《中医外科学》第 6 版教材将乳腺纤维腺瘤命名为"乳核"。《疡科心得集》曰"有乳中结核,形如丸卵,不疼痛,不发寒热,皮色不变,其核随喜怒而消长,此名乳癖",指出本病病因病机为情志内伤,肝气郁结,气滞则血瘀,或忧思伤脾,运化失司,痰湿内生,导致气血、痰浊凝聚而成肿块。《圣济总录》曰:"妇人以冲任为本,若失于调理,冲任不和,阳明经热,或为风邪所客,则气壅不散,结聚乳间,或硬或肿,疼痛有核。"《外科正宗》曰:"忧郁伤肝,思虑伤脾,积想在心,所愿不得志者,致经络痞涩,聚结成核。"故其主要发病机制为忧思过度导致肝脾受损和气滞痰凝,又因乳房由冲任气血渗灌濡养,而二脉隶属于肝肾,因此脏腑亏损、痰气郁结可导致冲任失调,阻塞阳明,最终气凝血滞而结聚成块。

概括其病因病机主要有:

(1)情志内伤,肝气郁结,或忧思伤脾,运化失司,痰湿内生,气滞血瘀痰凝结聚乳房而成肿块。

(2)冲任失调,气滞血瘀痰凝,积聚于乳房脉络而成。

【诊断依据】

1.临床表现

乳腺纤维腺瘤多发生于20～25岁女性,其次是15～19岁和26～30岁女性。肿块常单个发生,也可见多个在单侧或双侧乳房内同时或先后出现,形状呈圆形或椭圆形,直径大多在0.5～5.0cm,边界清楚,质地坚实,表面光滑,按之有如硬橡皮球之弹性,活动度大,触诊常有滑脱感。肿块一般无疼痛感,少数有轻微胀痛,但与月经无关。肿块一般生长缓慢,妊娠期可迅速增大,应排除恶变可能。

2.实验室检查

肿瘤标志物系列检查:处于正常范围,有助于与恶性肿瘤相鉴别。

3.辅助检查

(1)乳房B超检查　常表现为肿块边界清楚、完整,有一层光滑的包膜,内部回声分布均匀,后方回声多数增强。

(2)乳腺X线摄片:可见边缘整齐的圆形或椭圆形致密肿块影,边缘清楚,四周回声可见透亮带,偶见规整粗大的钙化点。

【鉴别诊断】

乳腺纤维腺瘤需与乳腺增生病、乳腺癌相鉴别。

1.乳腺增生病

乳腺纤维腺瘤与乳腺增生病均可见乳房肿块,前者肿块呈圆形或椭圆形,边界清楚,质地坚实,表面光滑,活动度较好,一般无疼痛感,少数有轻微胀痛,但胀痛与月经无关;后者肿块呈扁平或串珠状结节,形态不规则,边界不清,质地中等或偏硬,常伴有疼痛,且疼痛随月经或情绪波动而变化。

2.乳腺癌

(1)乳腺纤维腺瘤多发生于青壮年女性,乳腺癌多发生于中年以上妇女。

(2)乳腺纤维腺瘤肿块呈圆形或椭圆形,边界清楚,质地坚实,表面光滑,活动度较好,患侧淋巴结无肿大。乳腺癌的乳房肿块质地坚硬,表面高低不平,边界不清,活动度差,常与皮肤粘连,皮肤可呈橘皮样改变,后期可溃破呈菜花样,患侧淋巴结可肿大。

【辨证论治】

目前临床上通常采用手术治疗乳腺纤维腺瘤,而中药以及中医外治对抑制较小肿块的生长或纤维腺瘤术后的恢复和减少复发等均有较大的作用,可以达到抑制肿瘤生长、减少复发,甚至消除肿块的目的。

1.肝气郁结证

证候:肿块较小,发展缓慢,不红不热,不觉疼痛,推之可移;伴胸闷,喜叹息;苔薄白,脉弦。

治法:疏肝解郁,化痰散结。

方药:逍遥散加减。常用柴胡、当归、白芍、郁金、瓜蒌、半夏、贝母等。肿块坚韧者,加三棱、莪术、生牡蛎、石见穿等。

2.血瘀痰凝证

证候:肿块较大,坚硬木实,重坠不适;伴胸胁牵痛,烦闷急躁,或月经不调、痛经等症;舌质暗红,苔薄腻,脉弦滑或弦细。

治法:疏肝活血,化痰散结。

方药:逍遥散合桃红四物汤加山慈菇、海藻。常用柴胡、白芍、半夏、郁金、香附、当归、桃仁、丹参、川芎、山慈菇、海藻等。月经不调者,加仙茅、淫羊藿等。

【外治疗法】

1.中药外敷

临床上常用阳和解凝膏掺黑退消外贴,每周换药 1 次。在实际应用中,也有在常用中药外敷药方基础上发展自拟膏药组方者。

(1)适应证　各期乳房良性肿块患者均可使用。

(2)操作方法　膏疗实施标准:将所有药物所制细目粉末用温水调至成形糊状,均匀外涂于双乳,再以无纺布覆盖,厚度约 0.5cm。

(3)临床应用　李银昌等根据各种乳房肿块皆为痰气所生的理论,自拟三妙膏,以控涎丹为主,加入消痰药,另加麻黄,煎膏药施贴(麻黄、甘遂、大戟、白芥子、天南星、黄药子、僵蚕、藤黄、半夏、穿山甲、朴硝等,麻油 1kg,广丹 400g 炼制而成)。同时在临床应用中,根据病情的轻重,肿块的大小、质地、肤色,适当加入扶助的药末,如肿块红肿、周围粘连加三白散(石膏、冰片、白降丹等),肤色如常加肉桂散,乳核坚硬加消化散。共计施用 1000 例,治愈 47.5%,有效 46.7%。

2. 针灸治疗

(1)适应证　各期乳房良性肿块患者。

(2)操作方法　①操作者双手消毒,暴露施针部位,进行消毒。②针灸方式选择:可采用温针灸、电针等。穴位选择:取穴百会、气海、颊车(双)、天枢、梁丘、足三里、腹结、痞根、太冲、三阴交、夹脊穴(T_7、T_9、T_{11}、L_2),留针期间用药饼灸神阙穴和阿是穴。睡觉前自行按摩双乳根穴 15 分钟。

(3)相关要点　需要患者积极配合,放松心情,避免晕针、断针。

3. 耳针埋穴

(1)适应证　各期乳房良性肿块患者。

(2)操作方法　选穴子宫、内分泌、卵巢、肝。配穴:肾、脾、阿是穴、压痛点或敏感点。每次选主穴 4 个,配穴 1～2 个。先使用探棒探寻敏感点,并以压痕作为贴压的标识,耳廓皮肤常规消毒,用镊子夹住王不留行籽耳贴皮内针等对准压痕标识贴敷好,用指腹轻柔按压,以患者感受到胀、酸、热、麻等为宜。每穴每天按压 4～6 次,每次 3 分钟,每次贴压一侧耳穴,两耳交替治疗。

(3)临床应用　黄爱华采用耳针取穴法成功治愈 10 例乳房良性肿块患者。采用图钉型皮内针,耳针主穴:子宫、内分泌、卵巢、肝。配穴:肾、脾、阿是穴、压痛点或敏感点。每次选主穴 4 个,配穴 1～2 个。不间断治疗 2～6 个月后,10 例患者肿块完全消失,有 8 例随诊,最长为 6 年,最短为 1 年,均未再复发。

【预防调护】

(1)保持心情舒畅。

(2)注意饮食清淡,少食油腻厚味之品。

(3)定期检查。

(谢小红,张双艺)

 参考文献

Cant PJ,Madden MV,Coleman MG,et al. Non-operative management of breast masses diagnosed as fibroadenoma. Br J Surg,1995,82(6):792-794.

Ciatto S,Bonardi R,Zappa M,et al. Risk of breast cancer subsequent to histological or clinical diagnosis of fibroadenoma-retrospective longitudinal study of 3938 cases. Ann Oncol,1997,8(3):297-300.

Dent DM,Cant PJ. Fibroadenoma. World J Surg,1989,13(6):706-710.

Dupont WD,Page DL,Parl FF,et al. Long-term risk of breast cancer in women with fibroadenoma. Engl J Med,1994,331(1):10-15.

El-Wakeel H,Umpleby HC. Systematic review of fibroadenoma as a risk factor for breast cancer. Breast,2003,12(5):302-307.

Guray M, Sahin AA. Benign breast diseases: classification, diagnosis, and management. Oncologist,2006,11(5):435-449.

Kalderon AE,Diner WC. Carcinoma arising in a long-standing fibroadenoma. Am J Diagn Gynecol Obstet,1979,1(3):269-273.

Kopans DB. The positive predictive value of mammography. Am J Roentgenol, 1992,158(3):521-526.

Levi F,Randimbison L,Te VC,et al. Incidence of breast cancer in women with fibroadenoma. Int J Cancer,1994,57(5):681-683.

McDivitt RW,Stevens JA,Lee NC,et al. Histologic types of benign breast disease and the risk for breast cancer. The Cancer and Steroid Hormone Study Group. Cancer,1992,69(6):1408-1414.

Miltenburg DM,Speights VO. Benign Breast Disease. Obstetrics and Gynecology Clinics of North America,2008,35(2):285-300.

Moskowitz M,Gartside P,Wirman JA,et al. Proliferative disorders of the breast as risk factors for breast cancer in a self-selected screened population: pathologic markers. Radiology,1980,134(2):289-291.

Pick PW,Iossifides IA. Occurrence of breast carcinoma within a fibroadenoma. A review. Arch Pathol Lab Med,1984,108(7):590-594.

Shinde SR,Jussawalla DJ. Lobular carcinoma arising in a fibroadenoma. J Surg Oncol,1982,20(1):59-61.

Smallwood JA. A review of the natural history of fibroadenomas. Br J Clin Pract, 1989,68(suppl):144-146; discussion 157-158.

Wiegenstein L,Tank R,Gould VE. Multiple breast fibroadenomas in women on hormonal contraceptives. N Engl J Med,1971,284(12):676.

Wilkinson S,Anderson TJ,Rifkind E,et al. Fibroadenoma of the breast:a follow-up of conservative management. Br J Surg,1989,76(4):390-391.

Yoshida Y, Takaoka M, Fukumoto M. Carcinoma arising in fibroadenoma: case report and review of the world literature. J Surg Oncol, 1985, 29(2): 132-140.

黄爱华. 耳穴埋针治疗乳房良性肿块 10 例临床观察. 贵州医药, 2003, 27(6): 572.

李银昌, 朱兆莲. 自拟三妙膏治疗乳房肿块 1000 例//2007 年中华中医药学会外治分会第五次学会年会学术文集, 2007: 124-126.

章斌, 李萍, 杨新伟, 等. 朱松毅治疗乳房病学术经验总结. 上海中医药杂志, 2018, 52(2): 26-27, 34.

赵凌, 胡玲香. 针灸配合穴位按摩治疗乳房纤维瘤体会. 河南中医, 2005, 25(4): 64.

第二节　乳腺导管内乳头状瘤

乳腺导管内乳头状瘤，又称大导管内乳头状瘤、孤立性导管内乳头状瘤、囊内乳头状瘤，是一种常见的发生于乳腺导管上皮的良性乳头肿瘤，多见于 40～50 岁女性，约占良性肿瘤的 20%，其常见的临床表现为乳头溢液和肿块。根据临床表现特点，该病被重新定义并区分为中央型与外周型。中央型多以乳头溢血为表现，采用必要的辅助检查较易确诊。外周型则需要与其他良性疾病甚至乳腺癌相鉴别。根据溢液的性质和肿块表现，常将乳腺导管内乳头状瘤归属于中医学"乳衄""乳注"和"乳癖"范畴。

【病因病机】

乳衄，意为乳头血液外溢。血液不依脉道循行，即为离经之血，与其关系最为密切的脏器当属肝及脾。乳注，意为乳窍内时有淡黄色或淡红色的液体渗出，是多种乳腺疾病的一种症状。有资料显示，60%～80% 的乳腺导管内乳头状瘤患者有乳头溢液的症状。乳房肿块是乳腺导管内乳头状瘤的重要体征，有 66%～75% 的患者伴有肿块。多数肿块体积较小，位于乳头处或乳晕区。挤压肿块时常可见溢液自相应的乳腺导管从乳头流出。因此，有相当部分的乳腺导管内乳头状瘤属于"乳癖"范畴。

肝主疏泄，主藏血。《血证论·脏腑病机论》曰："肝属木，木气冲和调达，不致郁遏，则血脉得畅。"《胎经心法》云："肝经郁火上冲，乳胀而溢。"《疡科心得集》曰："乳中结核，何不责阳明而责肝，以阳明胃土，最惧肝木，肝气有所不舒，胃见木之郁唯恐来克。伏而不扬，肝气不舒，而肿硬之成。"脾主运化，主统血。《金匮要略编注》云："五脏六腑之血,全赖脾气统摄。"脾胃功能失调,气血生化之源不足,脾气虚不能统摄,亦可致乳汁溢出。

概括其病因病机主要有:

(1)肝郁火旺 女子以肝为先天,足厥阴肝经布胸胁绕乳头而行。肝失疏泄,或因忧郁过久,或因暴怒伤肝,致气机逆乱,迫血上涌,沿肝经上扰于乳,遂成乳衄。

(2)肝郁痰凝 情志失调,肝气郁滞不舒,郁久化热,炼津成痰;肝木过盛则伐脾土,脾伤则无以运化水湿,以致痰浊内生,痰湿壅塞冲任,气血紊乱,逆入乳房形成乳汁而溢。肝气与痰湿滞于胸中,故时可见乳房肿块。

(3)脾虚血亏 饮食失宜,劳倦失度,思虑过度,均可损伤脾胃,脾胃功能失司,则无力化生气血,脾气不足,则血失固摄,至乳头溢出,故而发生乳衄。

【诊断依据】

1. 临床表现

(1)乳头溢液 乳头溢液是乳腺导管内乳头状瘤的主要临床表现之一,根据其病变不同,乳头溢液的性质和颜色也不同,有血性、浆液性、乳汁样等。

(2)乳房肿块 乳房肿块可在乳晕区或其他部位,大小从数毫米到数厘米。挤压肿块及其区域时,常可见溢液自相应乳腺导管开口流出。

2. 辅助检查

(1)溢液涂片细胞学检查 溢液涂片细胞学检查适用于有乳头溢液的患者,主要用于发现异型细胞(癌细胞),患者易于接受,但其准确率较低。

(2)超声检查 超声检查具有无创、无痛苦、简便易行、可反复等特点。其声像典型表现为在扩张的无回声导管内,呈现不规则的实性低回声结节。若导管扩张不明显,或仅表现为乳腺内实性肿块,或病变非常微小(<1mm),则易发生漏诊或误诊。

(3)乳腺导管造影 乳腺导管造影可清晰显示病变导管的形态,肿瘤的部位、大小、形态,导管壁有无浸润、破坏等,对导管系统疾病的诊断及鉴别诊断具有决定性作用。

(4)乳管镜检查 乳管镜检查是目前诊断率最高的检查方法,其优点是可直接观察伴乳头溢液的导管内乳头状瘤患者乳腺导管内的病变情况,能发现影像学检查不能识别的病灶。

【鉴别诊断】

乳腺导管内乳头状瘤需与生理性乳头溢液、乳腺导管内乳头状癌相鉴别。

(1)生理性乳头溢液　通常是由乳房的自我调控引起的,部分由导管内炎症引发,典型症状是双侧多导管非自发性溢液,可表现为从乳白色到褐色的任何颜色,无明显肿块。

(2)乳腺导管内乳头状癌　以血性溢液为主,多为单侧单孔溢液。导管内乳头状癌若可触及肿块,则多位于乳晕区外,质地较硬,表面不光滑,活动度差,肿块直径常大于1cm,可伴有同侧腋窝淋巴结肿大。通过辅助检查,可与导管内乳头状瘤相鉴别,明确诊断应以病理学检查为准。

【辨证论治】

1.肝郁火旺证

证候:乳头溢液量较多,色鲜红或暗红,乳晕部可能触到结块,压之胀痛,或乳房胀痛。月经量较多,经色鲜红或暗红,或伴有血块。同时,伴有烦躁易怒、胸肋疼痛、口苦咽干等症状。脉象多为弦数,舌红或暗红,苔薄黄,舌面可有瘀点或舌底脉络迂曲。

治法:疏肝理气,清肝泻火。

方药:丹栀逍遥散加减。牡丹皮、栀子、柴胡、当归、白芍、白术、茯苓、甘草、生姜、薄荷。疼痛较重者,加元胡;气滞较重者,加玫瑰花、八月札、佛手;口干者,加芦根、天花粉。

2.肝郁痰凝证

证候:乳汁自溢,或多或少,或乳房扪及肿块,患者易紧张或发怒,伴有胸闷胁胀、善太息、胸部刺痛等症状。舌苔黄腻或白腻,脉弦滑。

治法:疏肝理气,解郁化痰。

方药:柴胡疏肝散合二陈汤加减。陈皮、柴胡、川芎、香附、枳壳、芍药、甘草、半夏、茯苓。胸闷较重者,加香附、佛手;溢液较多者,加五味子。

3.脾虚血亏证

证候:乳头溢液为淡红色或黄色稀水,或为红黄相间如褐色的液体,质清稀,劳累后溢出量可增多。月经量较多,色淡红,无血块。同时伴有倦怠乏力、心悸失眠、食欲不振、面色萎黄等症状。脉细弱,舌淡,苔白。

治法:益气健脾,养血摄血。

方药:归脾汤加减。白术、人参、黄芪、当归、甘草、茯苓、远志、酸枣仁、木香、龙眼肉、生姜、大枣。食少者,加炒麦芽、鸡内金。

【中医外治】

谭玉萍认为,乳头溢液者以内治为主,嘱患者随诊观察。乳房肿块明显者,配合金黄膏外敷,隔天换药1次。若脓成,则可在局麻下行肿块切开排脓手术,术后切口用提脓祛腐类药捻,酌情选用五五丹、八二丹等引流,黑膏药盖贴,隔天换药1次。对于瘘管已成者,予以手术切开治疗。若术后渗血较多,则可用油纱填塞止血,并保持引流通畅。视脓腔深浅及疮面大小采用桑棉纸捻或油纱条蘸五五丹填塞引流,外盖黑膏药,隔天换药1次。1周后改用八二丹药捻提脓祛腐,隔天换药1次。待疮面脓净后、腐脱新生之时,改用生肌散生肌收口,外用纱布垫棉加压包扎,直至疮面愈合。

【预防调护】

(1)保持心情舒畅。
(2)注意饮食清淡,少食油腻厚味之品。
(3)定期检查。

(谢小红,张双艺)

参考文献

Ashkenazi I,Ferrer K,Sekosan M,et al. Papillary lesions of the breast discovered on percutaneous large core and vacuum-assisted biopsies:reliability of clinical and pathological parameters in identifying benign lesions. The American Journal of Surgery,2006,194(2):183-188.

Brookes MJ,Bourke AG. Radiological appearances of papillary breast lesions. Clin Radiol,2008,63(11):1265-1273.

Dixon JM. ABC of Breast Diseases. 4th ed. London:BMJ Books,2013.

Kamali S,Bender O,Kamali GH,et al. Diagnostic and therapeutic value of ductoscopy in nipple discharge and intraductal proliferations compared with standard methods. Breast Cancer(Tokyo,Japan),2014,21(2):154-161.

Zervoudis S,Iatrakis G,Economides P,et al. Nipple discharge screening. Women's Health,2010,6(1):135-151.

方志沂.乳头溢液的细胞学诊断及肿瘤标志物检测的意义.中国实用外科杂志,

2005,25(2):11-13.

谭玉萍.内外合治乳腺导管扩张症 31 例.新中医,2006,38(2):82-83.

王玉敏,红华,王芳,等.彩色多普勒超声对乳腺导管内乳头状瘤的诊断价值.医学
影像学杂志,2017,27(1):79-81.

第三节　乳腺肉瘤

　　乳腺肉瘤是一种上皮成分和间质成分混合而成的乳腺肿瘤,因其大体观和镜下表现与肉有相似性而得名。该病的病理学形态及生物学形态具有多样性,为避免过度治疗,2012 年版《乳腺肿瘤组织学分类》推荐将其命名为"乳腺分叶状肿瘤",并分为良性、交界性和恶性。乳腺分叶状肿瘤可发生于任何年龄层,但高发年龄在 40～50 岁。

　　乳腺分叶状肿瘤在临床表现上与巨大乳腺纤维腺瘤相似,故中医学将其归属于"乳核""乳岩"范畴。其不同于乳岩,易复发,但转移概率不高。

【病因病机】

　　目前与分叶状肿瘤发病相关的特异性危险因素尚不明确,但 2015 年对其发病机制的研究有所发现。由于分叶状肿瘤与纤维腺瘤在组织形态学上有相似性,因此很多学者认为乳腺分叶状肿瘤与乳腺纤维腺瘤形成有关。Hodges 等利用分子生物学研究发现,分叶状肿瘤与纤维腺瘤两者均有 DTS522 等位基因丢失,这一发现提示两者属同源相关性肿瘤,且分叶状肿瘤还显示 TP53 和 D22S264 基因丢失,这一现象纤维腺瘤并不存在,从而进一步提示 TP53 和 D22S264 基因丢失的过程可能是纤维腺瘤发展为分叶状肿瘤的过程。尽管有报道 P53 基因突变携带者患分叶状肿瘤的概率较高,但病例数太少,故还需进一步证实。部分文献报道,未婚未育妇女以及使用口服避孕药的妇女患分叶状肿瘤的风险更高,且发展较快,预后较差。这可能是因为雌激素受体主要在分叶状肿瘤的上皮成分中表达,且其表达与间质细胞核分裂象、肿瘤的组织学分级成相反的关系。

　　祖国医学很早就认识到情志与疾病发生密切相关。朱丹溪在论述乳岩病因时提到:"忧怒郁闷、朝夕积累、脾气消阻、肝气横逆所致。"七情过度可导致脏腑功能紊乱,气机失调,经络瘀滞,气滞痰凝聚集成肿块,这是乳房肿块的主要病因病机。

【诊断依据】

1.临床表现

分叶状肿瘤发病率较低,并与纤维腺瘤的临床表现相似,术前明确诊断比较困难。当存在以下几个特征:患者年龄较大、肿瘤体积较大并进展迅速、肿瘤位于乳腺外上象限、肿瘤的边界较清楚时,应考虑乳腺分叶状肿瘤的可能。

2.影像学检查

(1)乳腺超声检查 超声检查分叶状肿瘤多呈分叶状、圆形或者椭圆形,低回声内部可含有散在囊性成分。但因为该病少见,临床经验不足,常被误诊为纤维腺瘤。故超声检查难以对分叶状肿瘤与纤维腺瘤或者良性肿瘤和恶性肿瘤进行鉴别。

(2)乳房 X 线检查 分叶状肿瘤常表现为较大圆形或者椭圆形分叶状肿块,部分可见钙化。乳腺钼靶检查不能鉴别良、恶性肿瘤,且肿瘤边缘、瘤体分叶程度、肿瘤大小、肿瘤密度也不能单独作为判断良、恶性肿瘤的指标,综合分析可提高其鉴别的准确率。

(3)MRI 检查 分叶状肿瘤的 MRI 表现为圆形、椭圆形或者分叶状,边界清楚的肿块,在 T_2WI 上分叶状肿瘤表现为高密度信号,这对与乳腺纤维腺瘤的鉴别及乳腺广泛切除手术的指导有一定的意义。

3.病理学检查

术前细针穿刺活检或者空芯针活检获取病理组织较少,往往难以鉴别纤维腺瘤或者良、恶性分叶状肿瘤。对于临床上进展迅速的较大肿瘤,应行切除活检以便于病理学诊断。

【鉴别诊断】

良性分叶状肿瘤需与纤维腺瘤相鉴别,一般纤维腺瘤不具有分叶状肿瘤典型的分叶状结构与沿裂隙分布的上皮,并很少有核分裂。恶性分叶状肿瘤则需与乳腺原发肉瘤、化生性癌相鉴别,这有赖于临床资料及病理学形态特征。

【辨证论治】

我们在临床上采取中药预防治疗分叶状肿瘤复发,并取得了良好的疗效,降低了患者再次手术的概率。分叶状肿瘤治疗上以手术切除肿块为主,但其具有高复发性,而中医药在预防其再发及缓解进展等方面具有一定优势。对于乳房肿块的预防当以消为贵。

1.肝郁痰凝证

证候:乳房肿块不红、不热、不疼或者微疼,伴情志抑郁,急躁易怒,口苦咽干,胸闷不舒。舌质红,苔腻,脉滑。

治法:疏肝解郁,化痰散瘀。

方药:柴胡疏肝散加减。陈皮、柴胡、川芎、香附、枳壳、芍药、佛手。

2.冲任失调证

证候:肿块常不疼或微疼,常与发育、月经、妊娠等有关。伴有头晕耳鸣、腰酸肢软、月经不调等。舌质红,苔白,脉弦细。

治法:调节冲任,通络散结。

方药:二仙汤合逍遥散加减。仙茅、淫羊藿、巴戟天、知母、黄柏、猫爪草等。

【中医外治】

分叶状肿瘤治疗上以手术切除肿块为主,可以采用中医外治法缓解手术及后续治疗引起的疼痛、疲劳、失眠、胃肠道反应、淋巴水肿、焦虑和抑郁等不良反应。此外,也可以应用中医外治法治疗术后切口不愈及放射性溃疡等,如卢雯平等用四黄膏(主要成分:黄连、黄芩、黄柏、大黄、乳香、没药)合生肌玉红膏(主要成分:地黄、大黄、当归、牡丹皮、甘草、紫草、马钱子、轻粉)治疗乳腺癌术后切口不愈及放射性溃疡患者共 20 例,其中术后切口不愈 6 例,术后行放射治疗引起胸壁溃疡 14例;16 例创面愈合,愈合最短时间 7 天,最长时间 20 天。

【预防调护】

分叶状肿瘤局部复发为其常见的复发形式,手术切缘是局部复发的最佳预后因子,手术切缘大于 1cm 甚至 2cm,局部复发风险会降低。分叶状肿瘤患者术后应接受定期临床体检及影像学检查,且每 3～6 个月行超声检查,以尽早发现复发病灶;对于部分腺体致密患者,推荐行 MRI 检查。

(谢小红,张双艺)

 参考文献

Birch JM, Alston RD, Mcnally RJ, et al. Relative frequency and morphology of cancers in carriers of germline TP53 mutations. Oncogene, 2001, 20(34):

4621-4628.

Hodges KB, Abdul-Karim FW, Wang M, et al. Evidence for transformation of fibroadenoma of the breast to malignant phyllodestumor. Applied Immunohistochemistry & Molecular Morphology, 2009, 17(4):345-350.

Lakhani SR, Ellis IO, Schnitt SJ, et al. WHO Classification of Tumours of the Breast. Lyon, France: IARC Press, 2012.

高露露, 李泉水, 张家庭, 等. 乳腺分叶状肿瘤的超声诊断价值. 中国妇幼保健, 2007, 22(35):5049-5050.

李俊杰, 邵志敏. 乳腺分叶状肉瘤诊疗进展. 复旦大学学报(医学版), 2008, 35(2): 308-310.

卢雯平. 中药外治乳腺癌术后切口不愈及胸壁放射性溃疡. 中国临床医生, 2008, 36 (2):55.

孙健, 孙伟, 张景丽. 乳腺分叶状肿瘤的 X 线影像学分析. 中国医药导报, 2011, 8 (26):102-103.

第四节　乳腺癌

乳腺癌是女性最常见的恶性肿瘤,发病率居女性恶性肿瘤的首位,严重危害妇女的身心健康。近年来,乳腺癌的发病逐渐呈年轻化趋势。目前,通过综合治疗手段,乳腺癌已成为实体肿瘤中疗效最佳的疾病之一。在中医古籍中,乳腺癌被称为"乳岩""乳石痈""石奶"等。

【病因病机】

中医学认为,乳腺癌主要与气滞、血瘀、痰凝、肝郁、脾肾阳虚等有关,属本虚标实之症。有医家认为,正气不足是感病最基本的病因,正气不足,不足以抵抗外邪,从而得病。明代张介宾在《景岳全书》中提到:"肝肾不足及虚弱失调之人,多有积聚之病。"也有医家认为,由于平时情绪急躁易怒,致肝郁气滞,血瘀痰凝互结。明代薛己在《薛氏医案》中提到:"乳岩乃七情所伤,肝经血气枯槁之证。"另外还有医家认为,怪病多由痰作祟,禀赋不足或后天养护不足以及饮食失调等,均可导致脾肾阳虚,从而痰瘀阻滞,日久痰、瘀、毒相互影响、转化,共同促成了乳腺癌的发生、发展。

概括其病因病机主要有：

（1）正气不足　机体正气不足，气血阴阳亏虚，脏腑功能衰退，致使在邪气外犯时无法抵抗斗争，此为乳腺癌发病的基本病因和决定因素，其中最主要的是阳气不足。阳气亏虚者常表现为情绪的郁郁寡欢，易气滞而致肝"郁"；脾阳不足，不能发挥其蒸腾、运化水谷精微的作用，不能为胃行其津液，则津液聚集为痰；肾阳不足，水气上泛，亦能生痰，痰主要由脾肾阳虚所致。肾阳虚则温煦功能低下，致血脉阻滞、运行不畅而成"瘀"，痰瘀胶结于乳房即发生乳腺癌。《疮疡经验全书》提出："阴极阳衰，血无阳安能散，致血渗入心经而生乳岩。"

（2）感受外邪　外感六淫是乳腺癌的外在发病因素。《灵枢·五变》曰："脾胃之间，寒温不次；邪气稍至，蓄积留止，大聚乃起。"《诸病源候论》云："有下于乳者，其经络为风寒气客之，则血涩结成痈肿。而寒多热少者，则无大热，但结核如石。"上述皆指出了外邪侵袭，内滞经络，积聚成瘤的病理机制。

（3）饮食失调　饮食不节，过食肥甘厚腻之物，伤及脾阳，致脾不运湿，痰湿内生，阻滞经络，与瘀血胶结于乳房即可发生乳腺癌。

（4）七情内伤　肝气郁结导致肝失疏泄，影响气机升降，导致气滞，无法推动水液、阴血运行，使血瘀、痰凝互结。肝主疏泄，调畅全身气机活动，通达乳房，使其气血运行。肝性喜条达而恶郁滞，因此若长期情绪不佳，则会引起脏腑失调，久之则发生乳腺癌。

【诊断依据】

乳腺癌的诊断需结合患者的病史、临床表现、体格检查和辅助检查、实验室检查、组织病理学和细胞病理学检查等。

1.临床表现

由于早期乳腺癌不具备典型症状和体征，不易引起患者重视，故患者就诊多是因无意中摸到乳房肿块，或体检发现可疑病灶。乳腺癌的典型症状有乳腺肿块、乳头溢液、乳房皮肤改变、乳头乳晕异常、腋窝淋巴结肿大等。

（1）乳腺肿块　80%的乳腺癌患者以乳腺肿块首诊。患者常无意中发现肿块，多为单发，质硬，边缘不规则，表面欠光滑。大多数乳腺癌为无痛性肿块，仅少数伴有不同程度的隐痛或刺痛。

（2）乳头溢液　非妊娠期从乳头流出血液、浆液、乳汁、脓液等，或停止哺乳半年以上仍有乳汁流出者，称为乳头溢液。引起乳头溢液的因素有很多，常见的疾病有导管内乳头状瘤、乳腺增生、乳腺导管扩张症和乳腺癌。对于单侧单孔的血性溢液，应进一步行乳管镜检查，若伴有乳腺肿块，则更应引起重视。

（3）乳房皮肤改变　乳腺癌引起皮肤改变可出现多种体征，最常见的是肿瘤侵犯乳房悬韧带（又称 Cooper 韧带）后与皮肤粘连，出现酒窝征。若癌细胞阻塞真皮层淋巴管，则会出现橘皮样改变。在乳腺癌晚期，癌细胞沿淋巴管、导管或纤维组织浸润至皮内并生长，可形成皮肤卫星结节。

（4）乳头、乳晕异常　肿瘤位于或接近乳头深部，可引起乳头回缩。肿瘤距乳头较远，乳腺内的大导管受到侵犯而短缩时，也可引起乳头回缩或抬高。乳头乳晕湿疹样癌（即 Paget 病）表现为乳头皮肤瘙痒、糜烂、破溃、结痂、脱屑，可伴灼痛甚至乳头回缩。

（5）腋窝淋巴结肿大　隐匿性乳腺癌在乳腺体检时常摸不到肿块，常以腋窝淋巴结肿大为首发症状。初期可出现同侧腋窝淋巴结肿大，肿大的淋巴结质硬、散在、可推动。随着病情的发展，淋巴结逐渐融合，并与皮肤和周围组织粘连、固定。晚期可在锁骨上和对侧腋窝摸到转移的淋巴结。

就诊时，医生会根据临床症状及病史，触诊检查双侧乳房，结合影像学检查、实验室检查，甚至病理学检查等做出诊断。

（1）乳房触诊　方法：受检者通常取坐位或仰卧位。乳腺体检应遵循先视诊后触诊，先健侧后患侧的原则，触诊时应采用手指指腹侧，按外上外下内下内上、中央的顺序，不遗漏乳头、乳晕区及腋窝部位，可双手结合。

提示：大多数乳腺癌触诊时可以触到肿块，此类乳腺癌易做出诊断。部分早期乳腺癌触诊阴性，查体时若发现乳腺局部腺体增厚变硬、乳头糜烂、乳头溢液，以及乳头轻度回缩、乳房皮肤轻度凹陷、乳晕轻度水肿、绝经后出现乳房疼痛等情况，应提高警惕。

（2）乳腺 X 线摄片　X 线摄片是乳腺疾病最基本的检查方法，在检出钙化方面具有其他影像学检查无可替代的优势。X 线图像上肿块的边缘呈浸润、星芒状改变；钙化灶呈微小性、多形性、聚集性、不均匀性和众多性改变；部分可见结构扭曲紊乱，但无肿块可见。乳腺影像报告和数据系统（BI-RADS）分类可分为 7 类：BI-RADS 0 类：需要结合其他检查；BI-RADS 1 类：阴性；BI-RADS 2 类：良性；BI-RADS 3 类：良性，可能需短期随访；BI-RADS 4 类：可疑恶性，建议活检，4A 为低度可疑，4B 为中度可疑，4C 为高度可疑但不肯定；BI-RADS 5 类：高度恶性；BI-RADS 6 类：已经病理学证实为恶性。X 线摄片对致密型乳腺、近胸壁肿块的显示不佳，且有放射性损伤，对于年轻女性患者，不作为首选检查方法

（3）乳腺 B 超检查　多表现为形态不规则、内部回声不均匀的低回声肿块，肿块内部及周边可见异常血流信号。超声造影可以显示病灶内微血管分布、走行、血流动力学差异以及病灶与周围正常组织的关系，对良恶性病灶的鉴别具有一定的

意义。

(4)乳腺 MRI 检查 表现为形态不规则,肿块周边细长、僵直毛刺,呈特征性"蟹足状"或"星芒状"外观,灵敏度达 80%,T_2WI 呈高信号,强化方式多由边缘环状强化向中心渗透,呈向心样强化,时间-信号强度曲线(TIC)为流出型。

(5)病理学检查 病理学检查是确诊乳腺癌的"金标准",可通过术中活检或粗针穿刺活检取得组织后进行病理分析。

(6)实验室检查 生化检验早期无特异性血生化改变,晚期累及其他脏器时,可出现相应的生化指标变化。如多发骨转移时,可出现碱性磷酸酶水平升高。肿瘤标志物检测中,糖类抗原(CA)15-3、癌胚抗原是乳腺癌中应用价值较高的肿瘤标志物,主要用于转移性乳腺癌患者的病程监测。CA15-3 和癌胚抗原联合应用可显著提高检测肿瘤复发和转移的敏感性。但由于 CA15-3 和癌胚抗原对局部病变的敏感性低,且在某些良性疾病和其他器官的恶性肿瘤中也可升高,因此不适合用于乳腺癌的筛查和诊断。

【鉴别诊断】

乳腺癌需要与乳腺增生、纤维腺瘤、导管内乳头状瘤、浆细胞性乳腺炎、乳腺结核等良性疾病,乳房恶性淋巴瘤以及其他部位原发肿瘤转移到乳腺的继发性乳腺恶性肿瘤相鉴别。

1.乳腺增生

乳腺增生可出现乳房的疼痛和肿块,主要与内分泌紊乱、激素比例失调等有关,在影像学上常呈良性表现,易与乳腺癌相鉴别。

2.乳腺纤维腺瘤

肿瘤常呈圆形或椭圆形,边界清,活动度好,进展缓慢。

3.乳腺导管内乳头状瘤

乳腺导管内乳头状瘤是一种女性常见的乳腺良性肿瘤,其发生于乳管内,具有一定的癌变概率,常以乳头溢液为首发症状。可通过乳管镜及脱落细胞学检查确诊。

4.乳腺结核

乳腺结核是由结核杆菌所致乳腺组织的慢性炎症,局部表现为乳房内肿块,肿块质硬偏韧,部分区域可有囊性感。患者全身可有低热、盗汗、不适等,可通过实验室检查及症状进行鉴别。

5. 乳房恶性淋巴瘤

乳房恶性淋巴瘤表现为单侧或双侧乳房内一个或多个散在的活动性肿块,肿块生长快速,边界清楚,质韧,与皮肤无粘连,可伴体表淋巴结或肝脾肿大。临床检查不易诊断,常需病理活检才能明确诊断。

【辨证论治】

1. 肝郁气滞证

证候:乳房部肿块皮色不变,质硬且边界不清;情志抑郁,或性情急躁,胸闷胁胀,口苦咽干,不思饮食,或伴经前乳房作胀或少腹作胀;舌淡,苔薄,脉弦。

治法:疏肝解郁,化痰散结。

方药:神效瓜蒌散合开郁散加减。常用瓜蒌、当归、白芍、柴胡、白术、茯苓、郁金、香附等。疼痛明显者,加乳香、没药。

2. 冲任失调证

证候:乳房结块坚硬;经期紊乱,素有经前期乳房胀痛,或婚后从未生育,或有多次流产史;舌淡,苔薄,脉弦细。

治法:调摄冲任,理气散结。

方药:二仙汤合开郁散加减。常用仙茅、淫羊藿、知母、黄柏、白术、茯苓、柴胡等。月经紊乱者,加当归、丹参、香附、郁金等;肿块坚硬者,加莪术、石见穿、蜂房、半枝莲等。

3. 正虚毒盛证

证候:乳房肿块扩大,溃后愈坚,渗流血水,不痛或剧痛;精神萎靡,面色晦暗或苍白,饮食少进,心悸失眠;舌紫或有瘀斑,苔黄,脉弱无力。

治法:调补气血,清热解毒。

方药:八珍汤加减。常用黄芪、白术、茯苓、当归、熟地黄、白芍、甘草等,酌加半枝莲、白花蛇舌草、石见穿等清热解毒之品;肿块溃破出血者,加茜草、仙鹤草等;心悸失眠者,加五味子、川芎、麦冬、灵芝等。

4. 气血亏虚证

证候:多见于癌肿晚期或手术、放化疗后,患者形体消瘦,面色萎黄或苍白,头晕目眩。神倦乏力,少气懒言;术后切口皮瓣坏死糜烂,时流渗液,皮肤灰白,腐肉色暗不鲜;舌质淡,苔薄白,脉沉细。

治法:补气益血,宁心安神。

方药:人参养荣汤加减。常用人参、黄芪、白术、白芍、当归、熟地黄、远志、五味子等,酌加半枝莲、龙葵、白花蛇舌草等清热解毒之品。

5.脾胃虚弱证

证候:手术或放化疗后食欲不振,神疲肢软,恶心欲呕,肢肿倦怠;舌淡,苔薄,脉细弱。

治法:健脾和胃。

方药:参苓白术散或理中汤加减。常用黄芪、党参、白术、茯苓、干姜、甘草等。恶心呕吐者,加半夏、竹茹;胃脘胀满者,加八月札、莱菔子;便溏者,加薏苡仁、淮山药等。

【外治疗法】

目前,治疗乳腺癌最有效的手段是手术、化疗和放疗,但是治疗后会引起疼痛、疲劳、失眠、胃肠道反应、淋巴水肿、焦虑和抑郁等不良反应,因此如何更好地处理上述不良反应是一个亟待解决的问题。近年来,中医外治法在术前抑制肿瘤生长,以及术后、化疗、放疗时减少不良反应方面都起到了重要的辅助作用。乳腺癌最主要的病因就是正气亏虚,加之痰瘀毒互结而成。因此,在疾病不同时期,分别采用相应的中医外治法治疗,配合中药内服,可以起到事半功倍的效果。

1.针灸治疗

(1)适应证　针灸治疗在乳腺癌的各个时期都能发挥较好的作用和疗效。术前给予针灸治疗可有效抑制肿瘤生长,术后可减少切口疼痛,抑制上肢淋巴水肿,缓解癌因性疲乏等不良反应。因此,在乳腺癌的临床治疗中,针灸治疗应用非常广泛且作用显著。

(2)操作方法　①操作者双手消毒,暴露患者施针部位并进行消毒。②针灸方式选择:可采用温针灸、电针等。穴位选择:对于化疗引起的不良反应,如胃肠道反应,可加刺足三里(双侧)、中脘、上脘、下脘、气海、天枢(双侧)、内关(双侧)等能调理脾胃运化的穴位;若出现癌因性疲乏,可主刺足三里、关元、气海等补益气血的常用穴位。通常用30号1.5寸毫针刺入穴位,进针后行捻转泻法。每隔10分钟行针1次,留针30分钟,重症患者适当延长留针时间至50分钟。每天1次,3次为一个疗程。

(3)相关要点　需要患者积极配合,放松心情,避免晕针、断针。

(4)临床应用　何静谷等采用温针灸结合经皮穴位电刺激干预乳腺癌术后患肢肿胀,结果显示治疗组患肢肿胀发生率为4.0%,优于对照组的24.0%,且差异有统计学意义($P<0.05$)。冯秀梅等运用针灸联合按摩治疗乳腺癌患者化疗胃肠道反应,结果显示治疗组总有效率为86.7%,高于对照组的73.3%,且差异有统计

学意义($P<0.05$)。陈军等对治疗组采用针刺百会、神门、关元、三阴交、足三里、血海等穴对癌因性疲乏进行治疗,对照组采用一般的对症支持治疗,结果显示治疗组总有效率为80.0%,优于对照组的36.7%,且差异有统计学意义($P<0.05$)。

2. 中药穴位贴敷联合艾灸

(1)适应证 乳腺癌各个时期,无皮肤破溃者。

(2)操作方法 每日早上7:00—9:00施灸1次,取中脘、神阙、足三里(双侧)或其他相对应的治疗穴位,用艾条各灸10分钟。灸后将自制膏药贴于穴位上4～6小时,每日1次,连续3天为一个疗程。膏药配制根据临床表现,辨证后配伍,碾成粉状,加适量姜汁调成糊状。

(3)临床应用 胡婵娟等将浙江省中医院乳腺外科2013年1月至2014年6月期间就诊的100例乳腺癌患者(伴脾胃虚寒者)随机分成治疗组和对照组,每组50例。治疗组在西医常规治疗的基础上用艾灸联合中药穴位贴敷防治化疗期胃肠道反应,对照组采用西医常规治疗。比较两组患者化疗日至化疗后3天恶心呕吐、化疗后3天便秘的发生及程度变化,治疗组均优于对照组,且两组比较,差异有统计学意义($P<0.05$)。

3. 耳穴压豆

(1)适应证 各期乳腺癌患者。

(2)操作方法 选择耳穴脾、肝、神门、胃、内分泌位,先使用探棒探寻敏感点,并以压痕作为贴压的标识;耳廓皮肤常规消毒,用镊子夹住王不留行籽耳贴对准压痕标识贴敷好,用指腹轻柔按压,以患者感受到胀、酸、热、麻等为宜。每穴每天按压4～6次,每次3分钟,每次贴压一侧耳穴,两耳交替治疗。

(3)临床应用 蒋妍等将2019年1月—2020年1月杭州市肿瘤医院收治的90例乳腺癌化疗患者按随机数字表法分为对照组和观察组,每组45例。对照组化疗结束后给予对症治疗,同时结合《NCCN癌因性疲乏临床实践指南(2017版)》对中重度疲乏患者治疗建议给予相应干预;观察组除以上基础治疗外,另给予超声药物透入联合耳穴压豆法治疗。结果显示,观察组治疗后疲乏程度较治疗前和对照组治疗后均明显改善($P<0.05$),对照组生活质量总改善率为68.89%,观察组生活质量总改善率为86.67%,两组比较,差异有统计学意义($P<0.05$)。治疗后两组简明中文版多维度疲乏量表(MFSI-SF)评分和简明疲乏量表(BFI)评分均明显低于治疗前(均$P<0.05$);观察组治疗后MFSI-SF评分和BFI评分均低于对照组($P<0.05$),癌症治疗功能评价系统(FACT)-B评分明显高于治疗前,匹兹堡睡眠质量指数量表(PSQI)评分明显低于治疗前(均$P<0.05$)。

4.推拿疗法

(1)适应证　术后上肢淋巴水肿患者。

(2)操作方法　采用拿揉法对患者的上肢进行松解,操作时从远到近,时间控制在10分钟内;然后采用按法、揉法、点法等手法,按照循行的方向对患者的穴位进行推拿,时间为10分钟;最后,按照自下而上的方式向心性推上肢,次数控制在4次左右。每天1次,7天为一个疗程。

(3)注意事项　室温要保持合适,施术者手部温度要适宜,指甲要定期修护。不建议对饱食或者饮酒甚至剧烈运动后的患者进行推拿治疗。

(4)临床应用　纪宁等选取新疆维吾尔自治区中医医院推拿科2018年2—12月的60例乳腺癌术后上肢淋巴水肿患者作为研究对象,随机均分为对照组和观察组两组,每组30例。对照组以常规护理为主,观察组以推拿疗法为主,比较两组患者淋巴水肿的情况。结果显示,观察组淋巴水肿发生例数有2例,淋巴水肿发生率为6.7%;对照组淋巴水肿发生例数有8例,淋巴水肿发生率为26.7%,两组比较,观察组明显低于对照组,且差异有统计学意义($P<0.05$)。

【预防调护】

1.普及防癌知识,定期自我检查,以期早期发现、早期治疗。

2.养成良好的生活方式,调整生活节奏,保持心情舒畅。

3.坚持体育锻炼,提高机体免疫力。

4.养成良好的饮食习惯。日常不过量摄入肉类、煎蛋、黄油、奶酪、甜食等食物,少食腌、熏、炸、烤食物,增加新鲜蔬菜、水果、橄榄油、鱼、豆类制品等的摄入。不乱用滥用外源性雌激素,不长期过量饮酒。

(谢小红,黄　银)

 参考文献

陈红风.中医外科学.北京:中国中医药出版社,2016.

陈军,方乃青,王蕾,等.针刺治疗乳腺癌患者癌因性疲乏30例临床研究.江苏中医药,2016,48(12):56-58.

冯秀梅.针刺联合穴位按摩治疗乳腺癌患者化疗胃肠道反应的临床疗效.现代肿瘤医学,2017,25(18):2922-2925.

国家卫生健康委员会.乳腺癌诊疗指南(2022年版).中国合理用药探索,2022,19

（10）:1-26.

何静谷,陈晓洁,汪永坚.经皮穴位电刺激干预乳腺癌术后早期患肢肿胀的临床研究.上海针灸杂志,2016,35(3):301-303.

胡婵娟,汪永坚.艾灸联合穴位贴敷防治乳腺癌化疗期胃肠道反应临床观察.上海针灸杂志,2016,35(10):1219-1221.

纪宁,朱丽鹏.推拿疗法在防治乳腺癌术后上肢淋巴水肿中的应用价值.临床医药文献电子杂志,2019,6(72):48.

蒋妍,郑凯曦,靳玉源.超声药物透入联合耳穴压豆对乳腺癌患者化疗后癌因性疲乏症状及生活质量的影响.浙江中西医结合杂志,2021,31(1):33-36.

第九章　乳腺术后并发症

绝大多数乳腺肿瘤，包括良性肿瘤及恶性肿瘤等均以手术为首选治疗方式。常见的手术有乳腺良性肿瘤切除术以及乳腺癌根治性手术，包括根治术、扩大根治术、改良根治术、保乳手术及乳房重建手术等。目前我国大多数医院采用改良根治术和保乳手术。本章重点说明乳腺恶性肿瘤各种手术的术后并发症。

乳腺癌是女性最常见的恶性肿瘤。国际癌症研究机构数据显示，至2020年，乳腺癌已超过肺癌，成为威胁女性生命的第一大癌症。目前乳腺癌的手术方式已十分成熟、安全，手术死亡率低于1%。虽为体表手术，但由于手术范围大、创伤大，加之术后受各种治疗措施（如放疗、化疗）的影响，患者自身因素以及术后管理不善等，易产生多种并发症，其中绝大多数为切口并发症，主要包括术后血肿、皮下积液、皮瓣坏死及上肢水肿等，常常影响患者术后恢复甚至导致综合治疗的延迟，而中西医结合对术后并发症的治疗有较好的效果。

第一节　术后血肿

术后血肿是由术中止血不彻底、引流不畅、凝血功能异常等因素造成术后皮下血液淤积所导致的血肿现象。术后血肿可发生于各类乳房手术，包括乳房区段手术、麦默通微创手术及乳腺癌保乳手术等。术后血肿的发生率较低，文献报道为1%～4%。中医古籍对术后血肿无明确记载，根据其临床表现，可归属于"离经之血"范畴，中医学称之为"干血""败血""死血""恶血""坏血"等。

【病因病机】

《说文解字》云："瘀，积血也。"《血证论·瘀血》云："气结则血凝，气虚则血脱，气进则血走,气不止而血欲止,不可得矣。""气为血之帅,血随之而运行;血为气之守,气得之而静谧。"气主运血则血不离经,但若气鼓动无力,则血无力以行而滞于脉中;若气盛迫血,则血溢脉外,是以见凝血或出血之证。由此可见,气的功能与血的运行关系密切。

概括其病因病机主要有:

(1)手术导致脉络受损,血离经脉,瘀血内停而形成血肿。

(2)素体气虚,气不摄血,血不循经,离经之血,凝聚而成血肿。

【诊断依据】

1.临床表现

(1)术后早期表现为乳房肿胀、疼痛,后出现乳房肿块;活动性出血者可表现为乳房肿块进行性增大,甚至可见缝线或切口处有鲜血渗出,亦可出现乳房局部皮肤发绀瘀斑等征象。

(2)若血肿处理不当,伴发感染,则可出现乳腺炎表现,伴或不伴发热。

(3)若失血过多,则可伴有失血性全身症状。

另外,诊断术后血肿的重点在于判断有无活动性出血,并予以积极处理。确认无活动性出血,方可参考本节内容进行处理。

2.实验室检查

(1)血常规　血红蛋白减少是失血过多的表现,白细胞计数及中性粒细胞计数升高提示局部感染的可能。

(2)C反应蛋白(CRP)　CRP检验在细菌性感染疾病诊断中具有重要意义,CRP水平升高对血肿感染的诊断有一定帮助。

3.辅助检查

(1)超声检查　可见液性暗区,可用于判断血肿的范围大小及部位。

(2)细针穿刺　早期大多可抽出血性液体,结合临床病史,可做出诊断。

【鉴别诊断】

根据明确的手术史,急性出现结合辅助检查可明确诊断。

【辨证论治】

1.气虚血瘀证

证候:术后早期皮肤发绀瘀斑,乳房内肿块,质韧不坚或囊性感;伴有气短乏力,舌淡有瘀斑或瘀点,脉细弱涩。

治法:益气活血化瘀。

方药:四君子汤合桃红四物汤加减。常用党参、白术、茯苓、甘草、桃仁、红花、白芍、当归、川芎、生地黄等。气短乏力者,加黄芪、陈皮等益气健脾;肿块经久不散者,加皂角刺、路路通等化瘀散结。

2. 气滞血瘀证

证候:术后早期皮肤发绀瘀斑,后期乳房肿块伴波动感,触痛明显;可伴胸胁胀痛,善太息,舌淡红有瘀点或瘀斑,脉弦涩。

治法:行气活血化瘀。

方药:桃红四物汤加减。常用桃仁、红花、生地黄、赤芍、当归、川芎、王不留行、小青皮等。胸胁胀痛、善太息者,加柴胡、郁金等疏肝理气;疼痛明显者,加乳香、没药等活血止痛。

3. 寒凝血瘀证

证候:术后肿块质硬不消,微痛不热,皮色不变;舌质正常或暗,苔白,脉沉涩。

治法:温阳散结,活血化瘀。

方药:阳和汤加减。常用熟地黄、鹿角片、炮姜、炙麻黄、白芥子、路路通、王不留行、甘草等。

【外治疗法】

中医外治在术后血肿的治疗中起着一定作用。中医外治联合中药内服可加快血肿吸收,缓解局部疼痛。

1. 中药贴敷疗法

(1)适应证 血肿早期、局部疼痛、肿胀明显者。

(2)操作方法 患者取仰卧位,取清热凉血膏(浙江省中医院院内制剂)均匀敷于血肿表面,厚度 0.5～1cm,敷药表面平铺一层纱布以减缓水分流失,并可用胶带固定。每日 1 次,24 小时更换膏药,或根据患者皮肤耐受程度增减。

(3)相关要点 过敏体质或者有药物过敏史者禁用。每贴贴敷时间以 6～24 小时为宜,到时需予以更换。每次涂抹前,需用无菌棉签将上次残留药物轻柔拭去。

2. 耳穴压豆

(1)适应证 血肿局部疼痛明显者。

(2)操作方法 患者取坐位或仰卧位,选神门、皮质下、交感、乳腺等穴。以

75％乙醇溶液拭净耳廓皮肤,用消毒棉球擦净。用镊子将中间粘有王不留行籽的小方胶布置于穴区,并粘牢贴紧。待各穴贴压完毕,即予按压,直至耳廓发热潮红。

（3）相关要点 在操作前,应对耳穴、器具等进行严格消毒。外耳如有明显炎症或病变,不宜采用此法。妊娠期间,尤其有习惯性流产史者不宜使用此法。

3.血肿穿刺抽吸

（1）适应证 血肿形成早期活动性出血,或血肿积血液化后。

（2）操作方法 患者取平卧位,常规消毒铺巾。用12号针头,在乳房波动感最明显处或在超声引导下选择血肿距皮肤最浅处穿刺,抽吸积血,并加压包扎。可根据具体情况多次抽吸。

（3）相关要点 注意局部消毒,操作宜轻柔,防止穿刺造成二次出血;穿刺后加压包扎;血肿较小时不必抽吸,可自行吸收。

【预防调护】

1.乳房手术时注意彻底止血并避免过多损伤,必要时放置引流并加压包扎。

2.减少活动,加压包扎乳房,减少乳房活动,配合中医药等措施以促进血肿吸收。

（胡袁媛）

参考文献

刘佳,李胜涛,罗永芬.论离经之血:谈《血证论》中之血瘀.辽宁中医药大学学报,2009,11(5):47-49.

马芳,房定亚.出血证从瘀治验.世界中医,2020,15(15):2303-2307.

第二节　皮下积液

皮下积液是指手术部位出现局限性隆起或波动性肿块,穿刺抽出不凝固性液体,是乳腺癌手术后最常见的早期并发症。手术范围越大,其发生率就越高。常见部位是腋窝、胸骨旁、锁骨下和肋缘上,其中腋窝积液的发生率最高。文献报道,国内皮下积液的发病率为6％～42％。皮下积液易引起感染,使伤口愈合延迟,影响后续治疗。此外,皮下积液还可引起其他并发症的发生,如皮瓣坏死、感染、上肢水肿等。中医古籍对皮下积液无明确记载,根据其临床表现可归属于"水肿"范畴。

【病因病机】

中医学认为,乳腺癌患者术后受外力作用于躯体,使脉络损伤,血液流溢于脉道之外,停留在肌肉、皮肤之间隙,成为离经之血,导致瘀血内留,气血运行不畅,水湿内停,则发为皮下积液。《古今医鉴》云:"大凡跌打扑损坠堕,或刀斧所伤,皮未破而有内损者,必有瘀血停积。"《景岳全书》记载:"乳岩属肝脾二脏郁怒,气血亏虚。"

概括其病因病机主要有:

(1)手术损伤 手术操作导致脉络损伤,体液不循常道,回流吸收障碍,积于皮下而成皮下积液。

(2)气血不足 患者因手术及疾病气血精元耗损,无法推动血液流动,继而出现瘀血痰湿停滞,积久化水,而致皮下积液。

【诊断依据】

1.临床表现

(1)积液量多时可见局部突起,可及波动感,范围较大的会比较明显;积液范围非常小,如1～2cm大小的,表现为小肿块,有时触之质硬。

(2)皮下积液感染时可见局部皮肤发红,皮温升高。

2.实验室检查

(1)血常规 白细胞计数及中性粒细胞计数升高,提示局部感染的可能。

(2)C反应蛋白(CRP) CRP检验在细菌性感染疾病诊断中具有重要意义,CRP水平升高对局部积液感染的诊断有一定帮助。

3.辅助检查

(1)超声检查 可见液性暗区,可用于判断积液的范围大小及部位。

(2)细针穿刺 可抽出淡黄色的非血性液体,结合临床病史,可做出诊断。

【鉴别诊断】

结合病史及临床表现、辅助检查可明确诊断。

【辨证论治】

1.脾虚湿阻证

证候:皮下积液,久不吸收;伴面色萎黄、纳差、便溏;舌淡苔白腻,脉濡缓。

治法:益气健脾,温阳利水。

方药:防己茯苓汤加减。常用防己、黄芪、桂枝、茯苓、甘草等。可加泽兰、益母草等增强活血利水之效。

2.气滞血瘀证

证候:皮下积液,局部疼痛;伴舌紫暗苔薄,脉涩。

治法:理气活血化瘀。

方药:桃红四物汤加减。常用桃仁、红花、当归、生地黄、芍药、川芎等。可加丹参等增强活血化瘀之效。

【外治疗法】

1.中药贴敷疗法

(1)适应证　局部皮下积液,无明显皮瓣坏死或局部破溃感染者。

(2)操作方法　患者取仰卧位,取中药粉剂(浙江省中医院乳腺外科用猪苓、茯苓、黄芪各30g,白芥子、桃仁、路路通、桂枝各12g,细辛5g),亦可根据经验自行组方临方调配,用温生理盐水调配至糊状,以皮肤适应为度均匀敷于积液表面,厚度0.5~1cm,敷药表面平铺一层纱布以减缓水分流失,并可用胶带固定。每日1次,每次15~30分钟,或根据患者皮肤耐受程度增减。

(3)相关要点　过敏体质或者有药物过敏史者禁用。每次涂抹前,用无菌棉签将上次残留药物轻柔拭去。

(4)临床应用　闫钰婷等将2017年12月—2019年12月收集的64例符合纳入标准的乳腺癌改良根治术后发生顽固性皮下积液的患者随机分为对照组和治疗组两组,对照组31例,治疗组33例。对照组采用常规负压引流,治疗组在此基础上加用消肿利水外敷散,治疗至拔管。结果显示,治疗组总症状积分、局部皮肤肿胀感和术区疼痛感均低于对照组($P<0.05$)。

2.穿刺抽吸

(1)适应证　皮下积液较多、波动感明显者。

(2)操作方法　患者取平卧位,常规消毒铺巾。用12号针头,在积液最低点处或在超声引导下进针,抽吸积液,并加压包扎。可根据具体情况多次抽吸。

(3)相关要点　注意局部消毒,操作宜轻柔,防止穿刺造成二次出血。穿刺后加压包扎。血肿较小时不必抽吸,可自行吸收。需要指出的是,保乳手术中,部分患者手术区域存在积液,可以维持一定的乳房外形,并非必须处理。

【预防调护】

1.术中彻底止血,仔细结扎血管及淋巴管,减少术后渗血及大出血风险。

2.保持良好的术后引流,选择软硬适度、大小合适的引流管;放置于正确的位置,防止引流管堵塞;适时拔除引流管。

3.适度加压包扎,以免压迫引流管,影响引流。

4.术后适时活动,避免过早肩部活动。

5.加强营养,促进切口愈合。

(胡袁媛)

参考文献

刘红梅.防己茯苓汤预防乳腺癌术后皮下积液的临床疗效分析.时珍国医国药,2013,24(9):2190-2191.

孙怡安,孙子渊,梁栋,等.活血化瘀药在减少乳腺癌术后并发症中的应用.中华中医药学刊,2011,29(11):2456-2457.

闫钰婷,曹建雄.消肿利水外敷散治疗乳腺癌改良根治术后顽固性皮下积液的效果分析.内蒙古中医药,2021,40(3):106-109.

应靖,赵益,孙有智.中医药治疗乳腺癌主要术后并发症的进展.江西中医药,2018,49(427):70-72.

第三节　皮瓣坏死

皮瓣坏死是乳腺癌手术后最常见的并发症之一,国内外文献报道发生率为10%～60%。皮瓣坏死一旦发生,必然延长住院时间,增加住院费用,而且使放化疗日期延迟,故而一定程度上会影响疗效和预后。皮瓣坏死归属于中医学"疮疡""溃疡"范畴。

中医学认为,凡一切破损的疮面均可称为溃疡。《外科启玄》曰:"夫溃疡者,乃痈疽已出脓后之称也。"由于气血凝滞,郁久化热,热盛肉腐而成。局部治疗是治疗溃疡的主要手段之一。《洞天奥旨》谓:"疮疡内散,第一善法,至疮口已溃,内不能散,须外治,外治之法最多,大约敷法为佳。"溃疡初期,脓腐甚多时,易提脓祛腐;溃疡后期,脓腐已尽,新肉已生,则宜生肌收口。

概括其病因病机主要有:

(1)手术损伤　皮瓣设计不当、张力过大,电刀操作不当造成局部皮肤烧伤,包扎不当皮瓣受压发生局部坏死,皮瓣分离过多影响有效血液循环等造成血供不足,导致皮瓣坏死。

(2)气虚不足　患者因手术及疾病气血精元耗损,无法推动血液流动,继而出现瘀血痰湿停滞,皮瓣失于濡养而致坏死。

【诊断依据】

1.临床表现

(1)皮瓣及切缘表皮呈乌白色,出现水疱,皮肤呈暗紫色;或皮瓣呈紫黑色,无光泽,皮瓣干硬无弹性。

(2)若出现坏死感染,可见黄白腐苔,伴臭味。

(3)坏死程度按下列标准判断:坏死宽度<2cm为轻度坏死,2~5cm为中度坏死,>5cm为重度坏死。

2.实验室检查

(1)血常规　白细胞计数及中性粒细胞计数升高,提示局部感染的可能。

(2)C反应蛋白(CRP)　CRP检验在细菌性感染疾病诊断中具有重要意义,CRP水平升高对局部感染的诊断有一定帮助。

【鉴别诊断】

根据病史及临床表现可明确诊断。

【辨证论治】

1.气滞血瘀证

证候:皮瓣坏死,呈暗紫或紫黑色,皮瓣干硬无光泽,可伴胸胁胀痛,善太息;舌淡红,有瘀点或瘀斑,脉弦涩。

治法:理气活血祛瘀。

方药:血府逐瘀汤加减。常用桃仁、红花、当归、生地黄、牛膝、川芎、桔梗、赤芍、枳壳、甘草、柴胡等。

2.湿热蕴结证

证候:皮瓣坏死,表面见黄绿色脓腐苔,伴臭味,伴小便黄,大便黏;舌红,苔黄腻,脉数。

治法:清热渗湿祛腐。

方药:五神汤加减。常用茯苓、车前子、金银花、牛膝、紫花地丁等。

3.气血两虚证

证候:皮瓣坏死,表面可见渗出及腐苔,久不收口,伴面色苍白、乏力、气短、少气懒言;舌淡苔白,脉沉细。

治法:补气养血生肌。

方药:托里消毒散加减。常用人参、川芎、白芍、黄芪、当归、白术、茯苓、金银花、白芷、甘草、皂角针、桔梗等。

【外治疗法】

1.中药贴敷疗法

(1)适应证　皮瓣坏死各期。

(2)操作方法　患者取仰卧位,局部用生理盐水冲洗,酒精棉球消毒后,坏死组织尚未脱落时用大银丹(浙江省中医院院内制剂)撒于坏死组织表面,局部用凡士林及纱布覆盖,胶带固定,每24小时更换。坏死组织脱落露出新鲜肉芽组织后,用迎春散(浙江省中医院院内制剂)撒于坏死组织表面,局部用凡士林及纱布覆盖,胶带固定,每24小时更换。

(3)相关要点　过敏体质或者有药物过敏史者禁用。每次涂抹前,用无菌棉签将上次残留药物轻柔拭去。

(4)临床应用　彭锦芳等选取2012年2月—2013年9月广西中医药大学附属第一医院乳腺癌根治术后皮瓣坏死患者20例,将四六散(4份白降丹,由水银、火硝、白矾、硼砂、食盐、雄黄、朱砂组成,6份熟石膏)撒于创面上,外敷金黄膏(由黄柏、大黄、姜黄、白芷、天花粉、苍术、川朴、胆南星、陈皮组成),至全部坏死组织脱落,露出新鲜红活肉芽创面后,改用拔毒生肌膏纱条(由桑枝、大黄、地榆、白芷、川椒等药拌猪油,文火煎好滤渣,加轻粉、月石、白蜡末浸入纱布,晾干而成)和十一方酒纱条(由乳香、没药、红花、自然铜、续断、苏木、桃仁、大黄、土鳖虫、三七等组成)交替外敷,掺上九一丹(9份熟石膏,1份红升丹)填塞创面,每2天换药1次。结果显示,20 例患者全部治愈,治愈时间:4～8 周 15 例,9～15 周 3 例,18 周 1 例,20 周 1 例。

2.湿敷疗法

(1)适应证　皮瓣坏死各期。

(2)操作方法　用生理盐水清洁皮瓣,局部消毒后用纱布蘸药液(丹参、红花、川芎等活血化瘀之中药水煎剂)敷在患处,持续 1～2 小时,每日 1～2 次。

(3)相关要点　纱布从药液中捞出时,要拧挤得不干不湿,恰到好处。过干效果不佳,过湿药液易漫流至他处。此外,药液不要太烫,防止烫伤。

(4)临床应用　艾日岱等选取河北省人民医院 2013 年 1—12 月行手术治疗的乳腺癌患者 200 例,分为两组,每组 100 例,分别用复方黄柏液和生理盐水对切口部位皮肤进行湿敷,观察术后切口及坏死皮瓣愈合情况。结果显示,用复方黄柏液湿敷切口的乳腺癌患者皮瓣坏死发生率明显低于生理盐水湿敷者,且皮瓣坏死程度也明显低于生理盐水湿敷者。

【预防调护】

1.设计合理的手术切口,减少皮瓣张力。

2.结扎处理重要淋巴管,正确合理选择和放置引流管,预防皮下积液形成。

3.正确熟练使用电刀,包扎固定得当。

4.加强全身营养,促进皮瓣生长。

(胡袁媛)

参考文献

艾日岱,宁殿宾,秦莉.复方黄柏液对乳腺癌术后皮瓣坏死预防作用探讨.中外医疗,2015(21):165-166.

葛晓东,刘龙彪,孙建珍.中医内外合治乳腺癌术后皮瓣异常 22 例疗效观察,实用心脑肺血管病杂志,2009,17(12):1088-1089.

彭锦芳.乳腺癌术后皮瓣坏死的中医外治.健康大视野,2013,21(16):193.

第四节　上肢水肿

乳腺癌术后上肢水肿是指术后上肢出现组织蛋白异常积聚、水肿及慢性炎症，是乳腺癌术后最常见的晚期并发症之一。上肢水肿可发生于术后任何时期，可以术后立即出现，也可以于手术 30 年以后出现。相关文献报道，上肢水肿的发生率为 5%～50%。中医学将上肢水肿归属于"溢饮""水肿"范畴。若兼有条索状物、疼痛者，则归属于"脉痹"。

【病因病机】

中医学认为，术中创伤，损伤脉络，导致气血运行不畅，脉络瘀阻；同时，正气亏虚，脾虚不能运化水湿，水湿溢于肌肤，引起肿胀。其病因不外乎虚、瘀、湿三者，《医学管见》提出"水肿之症，盖水盛而火不能化也，火衰不能化水，故水入于脾胃者，皆渗入于血脉骨肉，血亦化水，肉发肿胀，皆自然之湿也"。唐容川在《血证论》中曰："瘀血化水，亦为水肿。"《金匮要略·水气篇》指出："经为血，血不利则为水。"手术、外伤及其他因素造成体内出血，离经之血未及时排散，瘀积于内；或气滞而血行不畅，气虚而运血无力，致使血脉瘀滞。《正理论》曰："谷入于胃，脉道乃行，水入于经，其血乃成。"患者感受外界湿邪，或因脾失健运，水液输布失常而形成湿浊，湿性重浊、黏滞，阻于经络。《素问·经脉别论》曰："饮入于胃，游溢精气，上输于脾，脾气散精，上归于肺，通调水道。"

概括其病因病机主要有：

（1）气虚血瘀　乳腺癌术后脉络损伤，气血亏虚，气虚不能行血，脉络瘀阻加重，不通则患肢肿胀、疼痛；气虚则水壅，水壅亦可致血瘀，导致患肢肿胀不适。

（2）脾肾阳虚　脾在水液升降输布中起着枢纽的作用，脾转输不及，水无所制，水肿渐成。

（3）瘀血阻滞　术中创伤、损伤脉络致气血运行不畅，瘀血阻滞脉络而致患肢肿胀。

【诊断依据】

1.诊断

上肢水肿的测量采用患肢周径测量法，即对患侧腕关节、尺骨鹰嘴上下各

10cm 处分别测量周径,与健侧对比差值≥2cm 时诊断为上肢水肿。(患者双上肢臂围差值由专业人员进行测量计算。)

2. 分级

根据国际淋巴学协会标准,可将上肢水肿分成 4 级。

0 级(亚临床期):无明显水肿,长期患肢沉重或紧缩感;

Ⅰ级:加压时呈凹陷性水肿,抬高时消退;

Ⅱ级:硬实,无凹陷性水肿,皮肤增厚改变,毛发丧失,指甲改变;

Ⅲ级:呈象皮肿,皮肤极度增厚,伴巨大皱褶。

每一个分级又可根据患肢容积的增加(患肢与健肢对比或患肢不同时间对比)分为轻度(<20%)、中度(20%~40%)、重度(>40%)。

3. 临床表现

(1)术后出现患侧上肢肿胀,患侧上肢周径增加 2cm 以上即可肉眼发现。可发生于整个上肢,或仅仅发生于前臂,部分患者只表现为手部水肿。

(2)上肢明显肿胀时可发生关节活动受限。

(3)水肿局部区域皮下组织张力增加,可有局部不适感,甚至出现局部疼痛。

(4)局部感染时可发生蜂窝组织炎或淋巴管炎,表现为红、肿、热、痛及硬结等。

4. 实验室检查

(1)血常规　白细胞计数及中性粒细胞计数升高,提示局部感染的可能。

(2)C 反应蛋白(CRP)　CRP 检验在细菌性感染疾病诊断中具有重要意义,CRP 水平升高对局部上肢水肿伴感染的诊断有一定帮助。

5. 辅助检查

(1)淋巴管造影　淋巴管造影可以确切评估淋巴系统状况,但该检查会加重已存在的水肿,因此不能在乳腺癌术后淋巴水肿的患者中常规应用,只能应用于拟手术治疗的患者。

(2)CT 检查　CT 可以显示不同组织间隙液体积聚量的改变,同时可以显示软组织结构的改变。

【鉴别诊断】

上肢静脉血栓:多数是输注高渗或者高浓度的液体,导致血栓闭塞性浅静脉炎,抗凝治疗后多数可缓解。超声检查可提示静脉性水肿,上肢深静脉管腔内见血栓形成。

【辨证论治】

1.气虚血瘀证

证候:上肢肿胀,局部不适,上肢周径增加,伴乏力气短,少气懒言;舌淡或暗,苔白,脉沉涩。

治法:补气活血通络。

方药:补阳还五汤加减。常用黄芪、当归、赤芍、地龙、川芎、红花、桃仁等。气虚明显者,可加党参等加强补气之功;水肿明显者,可加白扁豆、薏苡仁、茯苓健脾和胃,利水渗湿。

2.脾肾阳虚证

证候:上肢肿胀明显,局部不适甚至关节活动受限,伴四肢沉重,腰背畏寒,小便不利;舌淡胖,苔白,脉沉细。

治法:温阳利水。

方药:真武汤加减。常用茯苓、芍药、生姜、附子、白术。水肿明显者,可用萆薢、猪苓、大腹皮、防己等利水渗湿消肿之品;可加土茯苓消肿除湿,通利关节。

3.瘀血阻滞证

证候:上肢肿胀,甚至疼痛不适,伴头痛、胸闷等;舌紫暗,脉弦。

治法:活血化瘀。

方药:桃红四物汤加减。常用桃仁、红花、当归、生地黄、芍药、川芎等。关节不利、肿胀者,可加伸筋草等除湿消肿,舒筋活络。

【外治疗法】

1.中药外敷疗法

(1)适应证　适用于各种程度的上肢肿胀不适。

(2)操作方法　患者取坐位或卧位,将芒硝包于纱布袋内,敷于肿胀上肢处。亦可用自制中药。

(3)相关要点　过敏体质或者有药物过敏史者禁用。

(4)临床应用　李海龙等将96例乳腺癌术后上肢水肿患者随机分为皮硝治疗组(48例)与威利坦对照组(48例),用药2周后观察上肢水肿好转情况。结果显示,皮硝治疗组总有效率为93.75%,威利坦对照组总有效率为64.58%,比较两组痊愈率、显效率、总有效率,差异均有统计学意义($P<0.05$)。据此认为,皮硝外敷治疗乳腺癌术后上肢水肿有显著疗效,可大大提高乳腺癌患者的生活质量。

2. 中药热熨疗法

（1）适应证　适用于各种程度的上肢肿胀不适。

（2）操作方法　将中药热罨包加热后，在患者肿胀上肢局部往返滚熨，每次30分钟，每日1～2次。

（3）相关要点　注意中药热罨包不要过烫，以免烫伤。

（4）临床应用　李清勤等选择60例乳腺癌术后患侧上肢肿胀的患者，采用随机分组的方法分为治疗组和对照组，每组30例。对照组仅行康复护理训练，治疗组加用中药热罨包外治法。结果显示，治疗组上肢肿胀明显减轻，且与对照组比较，差异有统计学意义。综上提示，中药热罨包治疗乳腺癌术后患侧上肢肿胀有一定疗效。

3. 中药熏洗疗法

（1）适应证　适用于各种程度的上肢肿胀不适。

（2）操作方法　将黄芪、当归、赤芍、红花、川芎、丹参、桑枝、路路通等活血化瘀、利水消肿中药水煎取汁400ml，趁热倒入木盆中，温度以70℃为宜；暴露患侧上肢，架于木盆上，用浴巾围盖后熏蒸；待药液不烫，以40℃为宜，将患肢浸泡于药液中泡洗。每次熏洗20～30分钟。收集盆内药液，下午加热后再熏洗一次，每日2次。

（3）相关要点　注意温度，以防烫伤；过敏体质或者有药物过敏史者禁用。

（4）临床应用　唐莉等选取62例乳腺癌术后上肢水肿的患者，随机分为中药熏洗组和西药对照组两组，每组31例。中药熏洗组以活血通络汤行中药熏洗并内服及配合功能锻炼，西药对照组口服氢氯噻嗪、螺内酯及配合功能锻炼。测量并记录治疗前后患侧上臂中点臂围，用药2个疗程后总结疗效。结果显示，治疗组总有效率为83.9%，对照组总有效率为64.5%，治疗组优于对照组，且差异有统计学意义（$P<0.01$）。综上说明，中药熏洗能明显改善乳腺癌术后患肢水肿的程度，值得临床推广应用。

【预防调护】

1. 乳腺癌手术能保腋窝尽量保腋窝，用前哨淋巴结活检替代腋窝淋巴结清扫。

2. 尽量避免在患侧上肢行静脉抽血、静脉注射及静脉滴注等操作，及时有效处理积液、感染等。

3. 术后平卧时在患肢下方垫枕抬高，鼓励患者及早进行手指爬墙运动。

4. 避免提重物及患侧肢体负重。

5. 保护患侧上肢，家务劳动时应戴橡皮手套。

6. 避免过烫的热水浴及热敷等增加上肢淋巴液漏出，加重水肿。

（胡袁媛）

参考文献

Disipio T，Rye S，Newman B，et al. Incidence of unilateral arm lymphoedema after breast cancer：a systematic review and meta-analysis. Lancet Oncol，2013，14 (6)：500-515.

Gillespie TC，Sayegh HE，Brunelle CL，et al. Breast cancer related lymphedema：risk factors，precautionary measures，and treatments. Gland Surg，2018，7(4)：379-403.

冯凯，侯俊明.中医治疗乳腺癌术后上肢淋巴水肿研究进展.河北中医，2022，44 (6)：1052-1056.

李海龙，王芳，高秀飞.皮硝外敷治疗乳腺癌术后上肢水肿 48 例.中国药业，2013，22(8)：96-97.

李清勤，岳双冰，范中农，等.中药热罨包治疗乳腺癌术后上肢肿胀的疗效观察与护理.深圳中西医结合杂志，2013，23(3)：185-187.

林钻.乳腺癌根治术后上肢淋巴水肿防与治.医师在线，2017，7(10)：17-18.

唐莉，王华中.活血通络汤行中药熏洗在乳腺癌术后上肢水肿患者中的应用.实用预防医学，2012，2(19)：251-252.

第十章 乳腺癌辅助治疗期间诸症

乳腺癌是全球女性发病率最高的恶性肿瘤,现代医学对乳腺癌的辅助治疗手段包括手术、化疗、靶向治疗、内分泌治疗、放疗、免疫治疗及中医药治疗等。尽管上述治疗构成了达到延缓乳腺癌复发转移、延长患者生存时间目的的基石,但伴随而来的毒副作用仍不可忽视。例如,全身化疗最常见的不良反应包括以恶心、呕吐为主要症状的胃肠道反应、不同程度骨髓抑制、周围神经毒性及手足综合征。又如,内分泌治疗药物常可导致潮热、盗汗等类围绝经期症状,以及放疗导致局部皮肤灼痛等,轻则影响患者生活质量,重则危及患者生命。

中医药不仅对恶性肿瘤具有扶正抑癌作用,而且对减缓乳腺癌辅助治疗期间诸症也具有一定的临床优势。

第一节 胃肠道反应

乳腺癌辅助治疗引起的胃肠道反应症状主要包括恶心、呕吐、脘腹痞闷、腹泻等,靶向、免疫治疗均可导致上述症状,最常见于接受蒽环类药物联合环磷酰胺化疗的患者。现代医学研究表明,相关胃肠道反应的发生机制与化疗药物释放神经递质刺激外周神经,产生冲动传递至对应中枢有关。轻度胃肠道反应可自行缓解或通过药物缓解,严重者可引起电解质紊乱、营养不良等,影响患者生活质量,形成心理负担。中医学无与化疗致恶心呕吐、脘腹痞闷有关的病名记载,根据临床症状可将其归属于"呕吐病""痞满病"范畴。

【病因病机】

中医学认为,癌性疾病患者本身存在正气不足的内因,而化疗药物是寒凉毒邪,易耗伤人体正气,进入人体后直中脏腑,损伤脾胃,脾胃失司,升降失调,致气机上逆、气机郁滞;或因脾胃不能运化水湿,酿生痰浊,痰湿内阻,致成呕成痞。正如《症因脉治·呕吐》所云:"痰饮呕吐之因,脾气不足,不能运化水谷,停痰留饮,积于中脘,得热则上炎而呕吐,遇寒则凝塞而呕吐矣。"

总体病因病机属正虚或正虚邪实。

【诊断依据】

本病以出现主观临床症状为主要诊断依据。恶心是指以反胃和(或)急需呕吐为特征的状态。呕吐以饮食、痰涎等胃内之物从胃中上涌,自口而出为临床特征。NCCN 指南指出,根据严重程度,可对恶心、呕吐进行以下分级。

1. 恶心

1级:食欲下降,不伴进食习惯改变;

2级:经口摄食减少,不伴明显体重下降、脱水或营养不良;

3级:经口摄入热量和水分不足,需要鼻饲、全肠外营养或住院治疗。

2. 呕吐

1级:不需进行干预;

2级:门诊静脉补液,需要给予医学干预;

3级:需要鼻饲、全肠外营养或住院治疗;

4级:危及生命,需要给予紧急治疗;

5级:死亡。

痞满则以胸脘痞塞满闷不舒,按之柔软,压之不痛,视之无胀大之形为主要临床特征。临床尚无痞满分级。

【鉴别诊断】

乳腺癌辅助治疗期间相关胃肠道反应主要与胃源性及中枢神经性疾病相鉴别。

胃源性疾病、中枢神经性疾病和乳腺癌辅助治疗期间都可能出现恶心呕吐、脘腹痞闷、呃逆嗳气等不适症状。后者多在乳腺癌相关抗肿瘤辅助治疗期间出现,停药经代谢后症状可明显缓解。前两者患病人群可以不伴随乳腺恶性肿瘤病史,胃源性疾病引起的临床症状的改变常与饮食等因素相关,消化道镜检可见镜下病变,常见于急、慢性胃肠炎,消化性溃疡等胃肠道疾病。中枢神经性疾病多伴随颅脑病变,头颅影像学检查可资鉴别,常见于颅脑外伤、颅内感染等。

【辨证论治】

1.脾胃虚弱证

证候:饮食稍有不慎,或稍有劳倦,即易呕吐,时作时止,胃纳不佳,脘腹痞闷,口淡不渴,面白少华,倦怠乏力;舌质淡,苔薄白,脉濡弱。

治法:益气健脾,和胃降逆。

方药:香砂六君子汤加减。常用人参、茯苓、白术、甘草、砂仁、木香、陈皮、半夏。畏寒肢冷甚者,可加干姜、附子;少气乏力甚者,可加用补中益气汤补中益气。

2.胃阴不足证

证候:呕吐反复发作,但呕吐量不多,或仅吐唾涎沫,时作干呕,口燥咽干,胃中嘈杂,似饥而不欲食;舌红少津,脉细数。

治法:滋养胃阴,和胃降逆。

方药:麦门冬汤。常用人参、麦冬、粳米、甘草、半夏、大枣。阴虚甚,五心烦热者,可加石斛、花粉、知母养阴清热;若呕吐较甚,可加橘皮、竹茹、枇杷叶,以降逆止呕;若阴虚便秘,可加火麻仁、瓜蒌仁、白蜜润肠通便。

3.痰湿内阻证

证候:呕吐物多为清水痰涎,胸脘满闷,不思饮食,头眩心悸,或呕而肠鸣;苔白腻,脉滑。

治法:温化痰饮,和胃降逆。

方药:小半夏汤合苓桂术甘汤。常用生姜、半夏、茯苓、桂枝、白术、甘草。若气滞腹痛,可加厚朴、枳壳行气除满;若脾气受困,脘闷不食,可加砂仁、白豆蔻、苍术开胃醒脾。

【外治疗法】

1.穴位贴敷

(1)适应证　适用于所有非皮肤敏感性患者。

(2)操作方法　①选取合适的中药材,研磨制作成粉末状,并以蜂蜜或麻油调和成糊状,做成药团状。②取适量药团,均匀涂抹于贴敷专用透气敷料正中。③根据不同症状选取合适穴位行贴敷治疗,并配合以一定的按压、按摩手法。

(3)相关要点　①选择贴敷材料时,应避免选择对皮肤有刺激性的中药成分。②贴敷过程中注意患者主观感受,适时观察皮肤情况,如出现明显刺痛、红肿等类过敏症状,应及时停止贴敷。

(4)临床应用 付攸缘将 108 例首次接受蒽环类联合环磷酰胺方案化疗的乳腺癌患者按照随机数字表法分为对照组和干预组两组(每组 54 例),观察并比较常规镇吐药物联合坎离砂穴位贴敷双内关、神阙穴外治法与单纯常规化疗镇吐药物治疗化疗期间恶心呕吐的临床疗效。对照组于化疗前 30 分钟使用 5-HT$_3$ 受体拮抗剂昂丹司琼、格拉司琼配合地塞米松预处理,干预组在对照组基础上于化疗当天至化疗后第 7 天,每日取脾胃经最旺时(7:00—13:00)于神阙穴、双侧内关穴行坎离砂贴敷。结果显示,在坎离砂贴敷 24 小时后,干预组的恶心呕吐发生率及缓解率均显著优于对照组。

2. 中药涂擦

(1)适应证 适用于所有非皮肤敏感性患者。

(2)操作方法 ①选取合适的涂擦药剂。②根据不同症状选取合适的穴位进行贴敷治疗,并配合以一定的按压、按摩手法。

(3)相关要点 建议预先对涂擦药剂进行皮肤敏感性测验;手法实施过程中注意观察皮肤情况,如出现红肿、刺痛,应及时清洗局部皮肤。

(4)临床应用 陈晓洁等选取 70 例符合条件的乳腺癌化疗患者,按照随机数字表法分为对照组和治疗组两组(每组 35 例),观察并比较常规化疗镇吐药物配合中药复方精油涂擦中脘穴与单纯常规化疗镇吐药物对缓解患者恶心呕吐的临床疗效。对照组于化疗前 30 分钟接受格拉司琼静滴预处理,2 次/天,连用 2 天;治疗组在对照组基础上采用复方植物精油疗法(生姜:薄荷:龙艾:胡荽:茴香:基础油椰子油=1:1:1:1:1:5)涂擦中脘穴,每次 2 滴(约 0.2ml),3 次/天,连续 2 天。结果显示,治疗组总体恶心呕吐发生率显著低于对照组,且食欲下降率低于对照组。

3. 灸法

(1)适应证与禁忌证

适应证:以气虚和阳虚为主证的患者。

禁忌证:极度疲劳、过饥、过饱、酒醉、大汗淋漓、情绪不稳者,经期、妊娠期妇女;某些传染病、高热、昏迷、抽风发生期间;身体极度衰竭、形瘦骨立者等。

(2)操作方法 ①选取合适的施灸材料。②患者取合适体位;选取合适的施灸部位,尽量避开颜面部、皮肤较薄处、关节肌肉大血管部位等。③点燃施灸材料,若使用艾炷灸,需注意隔开皮肤,避免施灸材料燃烧时与皮肤直接接触而烫伤皮肤。若使用艾条灸,需与皮肤隔开一定距离。④在局部皮肤微红、稍感灼痛时停止施灸。

(3)相关要点 ①注意燃烧施灸材料时及时清理灰烬,避免落至皮肤造成烫伤。②注意观察皮肤情况,尽量避免施灸过度导致局部皮肤水疱。

(4)临床应用　李杨选取 60 例乳腺癌化疗患者,随机分为对照组(30 例)和治疗组(30 例)两组,观察并比较常规化疗镇吐药物配合小麦粒灸相关穴位与单纯常规化疗镇吐药物对缓解患者胃肠道反应相关症状的临床疗效。对照组采用地塞米松、托烷司琼、兰索拉唑静脉护胃治疗;治疗组在对照组基础上加用艾炷灸中脘、天枢、足三里、四花穴,每穴 2 壮,自化疗前一天起连续治疗 1 周,共治疗 4 个化疗周期。结果显示,联合灸法不仅能显著降低患者的恶心呕吐发生率,而且在一定程度上减少腹泻、便秘、食欲不振症状。

【预防调护】

化疗期间嘱患者尽可能放松心情,调整作息,清淡饮食,避免摄入肥甘厚腻之品。

(樊舒瑶)

参考文献

Anastasia PJ. Effectiveness of oral 5-HT$_3$ receptor antagonists for emetogenic chemotherapy. Oncol Nurs Forum,2000,27(3):483-493.

陈晓洁,谢慧森,胡萍萍.经皮复方植物精油疗法治疗乳腺癌化疗期胃肠道反应 35 例观察.浙江中医杂志,2020,55(1):45-46.

付攸缘.坎离砂穴位贴敷防治乳腺癌化疗相关性恶心呕吐的临床研究.长沙:湖南中医药大学,2022.

李杨.小麦粒灸防治乳腺癌化疗后胃肠道反应的临床研究.广州:广州中医药大学,2018.

中国抗癌协会肿瘤临床化疗专业委员会,中国抗癌协会肿瘤支持治疗专业委员会.中国肿瘤药物治疗相关恶心呕吐防治专家共识(2022 年版).中华医学杂志,2022,102(39):3080-3094.

钟少文,林毅.林毅辨治乳腺癌围化疗期并发症的经验体会.中国中医基础医学杂志,2012,18(8):860-861.

第二节　骨髓抑制

骨髓抑制是指恶性肿瘤患者在使用相关治疗药物后引起骨髓造血干细胞活性下降,从而导致以外周血白细胞、中性粒细胞计数下降为主要表现的不良反应。较易引起骨髓抑制的乳腺癌治疗药物包括全身化疗药物、周期蛋白依赖[性]激酶(CDK)4/6 抑制剂等,轻度骨髓抑制可通过口服中成药治疗或自行缓解,重度骨髓抑制会导致机体免疫功能障碍,从而诱发感染、出血等严重并发症。传统医学并无癌症药物导致骨髓抑制这一疾病,但根据患者临床常表现出的乏力、纳差、恶心呕吐、头晕、心慌、气短、畏寒肢冷、发热、腰膝酸软等症状,可将该病归为"虚劳""髓劳"病。

【病因病机】

乳腺癌相关药物通过口服或静脉途径进入人体,虽直接攻伐癌毒,却也会同时损伤人体正气,其中以脾肾两脏最为关键。《素问·上古天真论》曰:"肾者主水,受五脏六腑之精而藏之。"《素问·六节藏象论》云:"肾者,主蛰,封藏之本,精之处也。"人体气血来源于先天之精加之后天化生,肾为先天之本,脾胃为气血生化之源。因此,骨髓抑制疾病本质属虚,最常见的分型包括脾血虚和肾气虚。

【诊断依据】

本病以临床出现相关症状结合血常规相关指标的下降可明确诊断。

世界卫生组织(WHO)对骨髓抑制的分级见表 10-2-1。

表 10-2-1　WHO 骨髓抑制分级

分级指标	白细胞计数 $(10^9/L)$	中性粒细胞计数 $(10^9/L)$	血小板计数 $(10^9/L)$	血红蛋白 (g/L)
0 级	≥4	≥2	≥100	≥110
Ⅰ级	3.9～3.0	1.9～1.5	99～75	109～95
Ⅱ级	2.9～2.0	1.4～1.0	74～50	94～80
Ⅲ级	1.9～1.0	0.9～0.5	49～25	79～65
Ⅳ级	<1.0	<0.5	<25	<65

【鉴别诊断】

乳腺癌相关药物引起的骨髓抑制需与骨髓增生障碍性疾病相鉴别。

乳腺癌化疗及内分泌治疗药物引起的骨髓抑制和骨髓增生障碍性疾病均可能出现红细胞、白细胞、血小板计数降低等临床指标改变,且常出现乏力、气短等不适,前者常伴有乳腺癌病史及相关用药史,停药后可好转,后者可行骨髓穿刺活检病理鉴别。需要注意的是,部分抗癌药物本身也具有一定的致癌性,导致白血病等。

【辨证论治】

1.心脾两虚证

证候:体倦乏力,纳差食少,心悸气短,健忘,失眠,面色萎黄,伴有相关血常规指标下降;舌质淡,苔薄白,脉细缓。

治法:补脾养血。

方药:归脾汤。常用白术、茯神、龙眼肉、黄芪、酸枣仁、人参、木香、炙甘草、当归、远志。

2.肾气亏虚证

证候:神疲乏力,腰膝酸软,小便频数而清,白带清稀,伴有相关血常规指标下降;舌质淡,脉弱。

治法:益气补肾。

方药:大补元煎。常用人参、山药、熟地黄、杜仲、当归、山茱萸、枸杞、升麻、鹿角胶。

【外治疗法】

1.针刺

(1)适应证　适应证广泛,不同病症均可以使用,尤其对疼痛类病症收效显著。

(2)操作方法　①取合适体位。②针具、操作者双手、穴位处消毒。③根据不同身体部位采用不同进针手法。④根据不同病情选择不同行针手法或考虑是否留针。⑤出针,注意用棉球按压,防止出血。

(3)相关要点　注意无菌操作;做好患者的心理工作,消除其对针械的恐惧感;在某些特殊部位施针时注意控制方向,避免引起不必要的内脏损伤。

(4)临床应用　马娜观察并比较针刺联合自制健脾扶正润燥汤与常规西医治疗对减轻乳腺癌患者化疗期间骨髓抑制程度的临床疗效。该临床试验共选取 140

例患者,随机分为对照组和治疗组两组,每组70例。对照组每个化疗周期注射一次聚乙二醇化重组人粒细胞刺激因子注射液3mg;治疗组在对照组基础上加用自拟健脾扶正方(黄芪30g,阿胶9g,白芍15g,白术15g,炙甘草5g,枸杞10g,当归12g,熟地黄18g,口服),联合双侧足三里、关元、百会、膈俞、肾俞、脾俞、胃俞、神门、安眠、大椎、肺俞及膏肓等穴位针刺治疗,留针30分钟,于化疗当天开始进行,每日2次,持续4天,每个化疗周期治疗1次,连续治疗6个化疗周期。结果显示,针刺联合健脾扶正润燥汤可有效降低乳腺癌化疗患者骨髓抑制的发生率,有利于减缓外周血血小板、白细胞计数、中性粒细胞计数的下降。

2. 艾灸

(1)适应证与禁忌证

适应证:适用于以气虚和阳虚为主证的骨髓抑制患者。

禁忌证:极度疲劳、过饥、过饱、酒醉、大汗淋漓、情绪不稳者,经期、妊娠期妇女,或某些传染病、高热、昏迷、惊厥期间,或身体极度衰竭、形瘦骨立的患者等。

(2)操作方法 ①选取合适的施灸材料。②患者取合适体位;选取合适的施灸部位,尽量避开颜面部、皮肤较薄处、关节肌肉大血管部位等。③点燃施灸材料,若使用艾炷灸,则需注意隔开皮肤,避免施灸材料燃烧时与皮肤直接接触而烫伤皮肤。若使用艾条灸,则需与皮肤隔开一定距离。④在局部皮肤微红、稍感灼痛时停灸。

(3)相关要点 ①注意燃烧施灸材料时及时清理灰烬,避免落至皮肤造成烫伤。②随时注意观察皮肤情况,尽量避免因施灸过度导致局部皮肤起水疱。

(4)临床应用 李思雨等观察并比较艾灸联合自制温肾升白方与常规西医升白治疗对减轻乳腺癌患者化疗期间骨髓抑制程度的临床疗效。该临床试验共选取261例原发性乳腺癌患者,其中对照组87例,艾灸组174例。对照组根据实际情况给予重组人粒细胞刺激因子注射液处理,艾灸组给予重组人粒细胞刺激因子注射液联合艾灸及温肾升白方口服治疗,艾灸取神阙、气海、关元、双侧足三里、双侧三阴交穴,从化疗结束后第2天起于每日辰时(8:00—9:00)施灸治疗直至下一周期化疗开始。结果显示,温肾升白方结合艾灸干预可以抑制乳腺癌化疗患者白细胞、中性粒细胞计数降低,减少化疗期间重组人粒细胞刺激因子注射液使用频次和剂量。

3. 穴位埋线

(1)适应证 适应证广泛,尤其适用于慢性病、疑难病症。

(2)操作方法 ①提前准备埋线材料,将药线塞入注射器针管内,另一端插入一段针芯。②选取合适的治疗穴位,施针者双手及穴位局部消毒。③按照针刺手法于局部刺入埋线装置,深度0.5~1cm,快速推动尾部针芯将药线推入皮下,缓慢出针。

（3）相关要点 ①该操作属有创操作，建议提前完善传染病四项等外周血检验；操作过程中注意无菌操作，保证一人一针，不可二次使用。②嘱患者24小时内避免沐浴、游泳。③局部出现轻微红肿及疼痛属于吸收反应，可不予特殊处理；若局部皮肤大面积红肿，需至专科就诊。

（4）临床应用 谢枫枫观察并比较穴位埋线联合基础治疗与单纯中西医基础治疗对减轻乳腺癌患者FEC方案（氟尿嘧啶/表柔比星/环磷酰胺）化疗期间骨髓抑制程度的临床疗效。该临床试验共选取46例乳腺癌术后需行FEC方案化疗的患者，随机分为对照组和治疗组两组，每组23例。对照组口服香砂六君子汤序贯归脾汤，同时联合鲨肝醇、维生素B_4治疗；治疗组在对照组基础上给予双侧足三里穴和肾俞穴穴位埋线治疗。结果显示，中药口服联合穴位埋线能明显改善白细胞和中性粒细胞计数下降，减少重组人粒细胞刺激因子注射液的使用频次。

4. 耳穴压豆

（1）适应证 适用于所有患者。

（2）操作方法 ①协助患者取合适体位，探查耳穴，根据患者实际病情选取合适的穴位。②常规消毒，用75%酒精棉球消毒耳廓。③用钳子夹取粘有王不留行籽的胶布，对准穴位贴压，并适当按摩。④留置3天左右，嘱患者每日自行按压以刺激局部穴位。

（3）相关要点 注意保持胶布干燥；注意观察局部皮肤反应，防止发生过敏反应；夏季贴压时间不宜过长，一般1~3天，冬季可适当延长留置贴压时间。

（4）临床应用 冯园园等观察并比较耳穴埋豆联合常规化疗预处理与单纯化疗预处理对减轻乳腺癌患者化疗期间相关不良反应的临床疗效。该临床试验共选取120例乳腺癌术后需行化疗的患者，随机分为对照组和治疗组两组，每组60例。对照组在化疗期间给予护胃、抗过敏药物处理，化疗后给予地榆升白片中成药口服；治疗组在对照组基础上给予神门、交感、耳中、脾、胃、大肠、腹、三焦、肾、肾上腺耳穴埋豆治疗并结合一定按摩手法。结果显示，耳穴埋豆外治法对化疗期间的各种不良反应均有改善，在改善骨髓抑制方面，可有效减缓白细胞计数降低。

5. 中药沐足

（1）适应证 适用于所有非皮肤敏感性患者。

（2）操作方法 ①选取合适的药浴中药成分及剂量，用温水浸泡，煎煮后取浓缩汁，兑入35~45℃温水至800~1000ml。②尽量使用恒温足浴盆温浴双足，每次20~30分钟，每日1~2次。

（3）相关要点 四肢深静脉血栓、局部皮肤破损甚至大面积创口、有严重过敏史的患者慎用。

（4）临床应用　程梦慧等观察并比较子午流注纳支法中药沐足并按摩与常规对症治疗对防治乳腺癌患者化疗期间骨髓抑制的临床疗效。该临床试验共选取55例乳腺癌术后需行化疗的患者，采用信封法随机分为对照组和治疗组两组，对照组27例，治疗组28例。对照组予化疗期间常规支持治疗；治疗组在对照组基础上以子午流注时辰护理为依据，于化疗当日20:30对患者行中药足浴治疗，并配合照海、涌泉、足三里、太溪穴位按摩。结果显示，子午流注中药沐足加穴位按摩有效减缓外周血免疫细胞水平降低，降低骨髓抑制发生率，减少重组人粒细胞刺激因子注射液的使用频次，并有效提高患者的生活质量。

【预防调护】

辅助治疗期间建议患者均衡饮食，注意保暖，尽量避免暴露于公共场所。遵医嘱定期复查血常规，随时对症处理，可配合一定中成药口服治疗。

（樊舒瑶）

参考文献

程梦慧，卢咏梅，黎玉婵，等.子午流注纳支法中药沐足并按摩对乳腺癌患者首次化疗后骨髓抑制的临床护理研究.护士进修杂志，2018,33(10):876-879.

冯园园，林敏，张梅芳.耳穴埋豆在缓解乳腺癌患者化疗不良反应中的作用.上海护理，2015,15(3):58-60.

宫一菁，曹芳.中医外治法治疗乳腺癌相关并发症概况.河南中医，2022,42(5):806-810.

李思雨，季亚婕，张馨月，等.温肾升白方结合艾灸对乳腺癌化疗性骨髓抑制的影响.现代中西医结合杂志，2022,31(21):2945-2950.

马娜，韩晓东，刘伟，等.健脾扶正润燥汤联合针刺对老年乳腺癌患者化疗后骨髓抑制的预防效果.中国老年学杂志，2022,42(22):5466-5469.

屈重阳，杜梦楠，张莹.乳腺癌化疗后所致骨髓抑制的中医药治疗研究进展.中医肿瘤学杂志，2021,3(1):67-71.

谢枫枫，陈凯霓，李宝，等.穴位埋线防治乳腺癌FEC化疗所致骨髓抑制的临床研究.广州中医药大学学报，2017,34(4):530-534.

第三节　内分泌治疗期诸症

乳腺癌内分泌治疗主要针对肿瘤免疫组化结果雌、孕激素受体阳性的 Luminal 分型患者。在该分型乳腺癌群体的辅助治疗中,内分泌治疗往往比化疗更能使患者生存获益。目前常用的内分泌治疗药物包括雌激素受体调节剂他莫昔芬、托瑞米芬和芳香化酶抑制剂来曲唑、阿那曲唑和依西美坦,雌激素受体下调剂氟维司群等。接受内分泌治疗的乳腺癌患者最易出现潮热盗汗、情绪焦虑或抑郁、失眠多梦、关节疼痛等症状,这主要是由药物干预下的激素水平紊乱引起的,若症状长期得不到缓解,可严重影响患者的生活质量,进而影响治疗的依从性。在传统医学范畴,内分泌治疗引起的相关症状类似于"围绝经期诸症",可归为中医"类绝经期综合征"。

【病因病机】

罹患乳腺癌的女性群体多处于绝经前或围绝经期,正如《黄帝内经》所言"女子七七任脉虚,太冲脉衰少,天癸竭,地道不通,故形坏而无子也"。该阶段的女性本身存在肝气郁滞、肾精亏虚,经内分泌治疗药物辅助治疗后又加重了肾精的亏损。肝藏血,肾藏精,肝肾同源,肾为肝母,肾精充足保证了肝血旺盛,肾精不足常致肝血不足,加之肝气郁滞,则发展成阴虚火旺。骨为肾之余,肾精亏损则关节疼痛;肝肾阴虚火旺,易出现头晕耳鸣、潮热盗汗;肾水不足,不能制约心火,心肾不交,则失眠不寐、多梦。

总体病机以肝郁肾虚为主。

【诊断依据】

本病以临床症状结合相应病史、用药史为主要诊断标准。

根据 2021 年《中国抗癌协会乳腺癌诊治指南与规范》,经病理确诊为乳腺恶性肿瘤且免疫组化结果中雌、孕激素受体表达提示内分泌治疗指征,同时满足《中医妇科学》"经断前后诸证"相关临床表现,如烘热面赤,进而汗出,精神倦怠,烦躁易怒,头晕目眩,耳鸣心悸,失眠健忘,腰背酸痛,手足心热,或伴有月经紊乱。

【鉴别诊断】

内分泌治疗期诸症需与围绝经期综合征、甲状腺功能亢进症相鉴别。

1. 围绝经期综合征

内分泌治疗期诸症和围绝经期综合征患者都具有潮热出汗、心烦急躁、夜寐欠佳、月经紊乱等症状,前者有明确的乳腺癌病史及内分泌治疗药物用药史,且年龄没有明确的范围限制,内分泌治疗疗程结束或停药后症状可消失;后者属女性生长发育自然进程,发病年龄集中在 45～55 岁。

2. 甲状腺功能亢进症

(1)内分泌治疗期诸症和甲状腺功能亢进症患者都具有怕热汗出、心悸心烦、疲倦乏力等症状,前者同时伴有月经紊乱,后者常伴有多食易饥、消瘦、兴奋,甲状腺呈弥漫性肿大。

(2)内分泌治疗期诸症具有明确的乳腺癌病史和内分泌治疗药物用药史,甲状腺功能亢进症患者实验室检查可见部分指标异常,以资鉴别。

【辨证论治】

1. 肾阴虚火旺证

证候:头晕耳鸣,腰膝酸软,烘热汗出,五心烦热,口燥咽干,月经周期紊乱,量少或多,经色鲜红;舌红苔少,脉细数。

治法:滋肾益阴,育阴潜阳。

方药:六味地黄丸。常用山茱萸、山药、泽泻、熟地黄、牡丹皮。若伴有失眠多梦、心悸心惊,改用天王补心丹。

2. 肝肾阴虚证

证候:胸脘胁痛,吞酸吐苦,咽干口燥;舌红少津,脉细弱或虚弦。

治法:滋阴疏肝。

方药:一贯煎。生地黄、沙参、枸杞、麦冬、川楝子、当归。

【外治疗法】

1. 耳穴压豆

(1)适应证　适用于所有患者。

(2)操作方法　①协助患者取合适体位,探查耳穴,根据患者实际病情选取合适的穴位。②常规消毒,用 75% 酒精棉球消毒耳廓。③用钳子夹取粘有王不留行籽的胶布,对准穴位贴压,并适当按摩。④留置 3 天左右,嘱患者每日自行按压以刺激局部穴位。

(3)相关要点　注意保持胶布干燥;注意观察局部皮肤反应,防止发生过敏反应;夏季贴压时间不宜过长,一般 1～3 天,冬季可适当延长留置贴压时间。

(4)临床应用　刘少玉等观察并比较磁珠耳穴贴压相关耳部穴位加减在改善乳腺癌内分泌治疗期间类围绝经期综合征相关症状的临床疗效。该研究共选取 60 例患者,随机分为对照组和治疗组两组,每组 30 例。对照组为空白对照;治疗组选用耳部三焦、肝、乳腺、神门、交感为基础穴位,并结合患者具体症状个体化加减取穴,每 3～4 天更换一次磁珠,两侧耳朵交替贴压,并嘱患者每日自行按压 4～5次,每次不少于 1 分钟,以感到酸痛、麻胀、发热为宜。结果显示,磁珠耳穴贴压可以在一定程度上改善乳腺癌内分泌治疗相关类围绝经期综合征症状,如潮热汗出、不寐、腰酸背痛、乏力等,且对不同年龄段患者均有效。

2.针刺

(1)适应证　适应证广泛,不同病症均可以使用,尤其对疼痛类病症收效显著。

(2)操作方法　①取合适体位。②针具、操作者双手、穴位处消毒。③根据不同身体部位采用不同进针手法。④根据不同病情选择不同行针手法或考虑是否留针。⑤出针,注意用棉球按压,防止出血。

(3)相关要点　注意无菌操作;做好患者的心理工作,消除其对针械的恐惧感;在某些特殊部位施针时注意控制方向,避免引起不必要的内脏损伤。

(4)临床应用　王倩雯等观察并比较滋肾固本法针刺治疗在改善乳腺癌内分泌治疗期间类围绝经期综合征相关症状的临床疗效。该研究共选取 40 例患者,随机分为对照组和治疗组两组,每组 20 例。对照组给予常规护理治疗;治疗组在对照组基础上加以三阴交、太溪、太冲、足三里、合谷、神门、内关、百会、印堂针刺治疗,其中三阴交、足三里、太溪行补法,太冲行泻法,其余穴位行平补平泻手法,以得气(酸麻胀感)为度,每周行针 2 次,为期 10 周。结果显示,滋肾固本法针刺可以显著改善乳腺癌内分泌治疗患者的潮热症状,对其他部分类围绝经期综合征症状同样有改善作用,在一定程度上提高了内分泌治疗患者的生活质量。

3.穴位贴敷

(1)适应证　适用于所有非皮肤敏感性患者。

(2)操作方法　①选取合适的中药材料(生地黄 5g,山茱萸 3g,枸杞 3g,白芍 3g,白薇 3g,麦冬 2g,茯苓 2g,浮小麦 2g,肉桂 1g),研磨制作成粉末状,并以蜂蜜或麻油调和成糊状,做成药团状。②取适量药团,均匀涂抹于贴敷专用透气敷料正中。③根据不同症状选取合适穴位行贴敷治疗,并配合以一定按压、按摩手法。

(3)相关要点　①所选择的贴敷材料避免含有对皮肤有刺激性的中药成分。②贴敷过程中注意患者的主观感受,适时观察皮肤情况,如出现明显刺痛、红肿,应及时停止贴敷。

（4）临床应用 王潇蓉等观察并比较益肾清肝贴外敷涌泉穴在改善乳腺癌内分泌治疗期间类围绝经期综合征相关症状的临床疗效。该临床研究共选取 60 例患者，随机分为对照组和治疗组两组，每组 30 例。对照组给予安慰剂麦麸贴剂外敷涌泉穴，治疗组给予益肾清肝贴外敷涌泉穴治疗，共计治疗 28 天。结果显示，益肾清肝贴对减轻内分泌治疗药物所导致的类围绝经期综合征相关不良反应有效，有利于调整患者情绪，改善生活质量，提高雌、孕激素受体阳性患者对内分泌治疗的依从性。

【预防调护】

服用内分泌治疗药物期间建议同时补充钙剂和维生素 D；避免服用雌激素含量过高的食物，如豆类、蜂蜜、油炸类食物等。

（樊舒瑶）

参考文献

季秀海,陈艳琴,张海峰.针刺配合耳穴埋豆治疗乳腺癌内分泌治疗后类围绝经期综合征 30 例.光明中医,2022,37(17):3167-3169.

刘少玉.磁珠耳穴改善乳腺癌内分泌治疗相关类围绝经期综合征临床研究.北京：北京中医药大学,2021.

王倩雯.滋肾固本法针刺改善乳腺癌内分泌治疗患者潮热的临床对照研究.南京：南京中医药大学,2021.

王潇蓉.益肾清肝贴外敷涌泉穴治疗乳腺癌内分泌治疗后类围绝经期综合征临床研究.南京：南京中医药大学,2021.

中国抗癌协会乳腺癌专业委员会.中国抗癌协会乳腺癌诊治指南与规范（2021 年版）.中国癌症杂志,2021,31(10):954-1040.

第四节 放疗皮肤损伤

放射治疗是指使用带电离辐射作用的高能射线作用于肿瘤区域，物理性杀死恶性肿瘤细胞以达到治疗肿瘤效果的手段。在乳腺癌临床治疗中，放疗适用于保乳术后、腋窝淋巴结已发生转移等情况的患者。放疗虽然不如化疗毒副作用明显，但治疗过程中仍然会损伤一部分正常人体细胞，在放疗区域内产生以早期局部皮肤水肿、充血、红斑，后期皮肤脱屑，甚至慢性溃疡、皮肤坏死为临床特征的放射性皮炎。

在中医皮肤病领域，放射性皮炎属"水火烫伤病"。

【病因病机】

放疗射线存在较强的热能，为外感"热邪""火邪"。初期火热毒邪侵袭人体，直接导致热盛伤阴，津液不足，不能濡养肌肤则脱屑、瘙痒；热入营血则成红斑样病变；热毒入侵，气血瘀滞，气不能运化水液，则成局部水肿。正如《医宗金鉴》所言："痈疽原是火毒生，经络阻隔气血凝。"

后期热久耗伤津液，气随液脱，则成气阴两虚。

【诊断依据】

本病以患者临床症状结合乳腺癌相关放疗史明确诊断。

1.根据发病时间可将放射性皮炎分为急性放射性皮炎和慢性放射性皮炎。

急性放射性皮炎：由一次或多次大剂量放射线照射或皮肤敏感者接受低剂量放射治疗导致，多在开始放疗后1～4周内出现。早期红斑、水肿、疼痛，后期严重者可能加重为水疱形成，甚至糜烂、破溃、溃疡、坏疽等不良预后。

慢性放射性皮炎：多由长期或反复小剂量放射线照射引起，或在放疗结束后数月至数年内出现。临床表现以局部皮肤色素沉着为主，伴有水肿、硬皮样改变、脱屑等。

2.根据美国肿瘤放射治疗协作组（RTOG）的分级标准，按照严重程度将急性放射性皮炎分为以下5级。

0级：基本无变化；

Ⅰ级：滤泡状暗红色斑、脱发、干性脱皮、出汗减少；

Ⅱ级：触痛性或鲜红色斑、片状湿性脱皮、中度水肿；

Ⅲ级：皮肤褶皱以外的融合性湿性脱皮、凹陷性水肿；

Ⅳ级：坏死、溃疡、出血。

【鉴别诊断】

放射性皮炎需与接触性皮炎、湿疹、乳腺癌术后局部复发相鉴别。

1.接触性皮炎

（1）放射性皮炎和接触性皮炎均可以见到红斑、水疱、糜烂、渗液、瘙痒等临床症状,前者常不伴有皮疹,后者可同时伴有丘疹、丘疱疹等皮损改变。

(2)放射性皮炎具有明确的短期内放疗史,接触性皮炎发病前有明确的接触史,第二次接触某种物质后可快速发病,病程有自限性,去除过敏物质后可自愈。

2.湿疹

(1)放射性皮炎和湿疹在急性期均可以见到局部皮肤水肿、发红、瘙痒、水疱表现,慢性期均具有皮肤增厚变硬、脱屑改变,前者发病范围局限于放疗照光处,后者发病常伴有丘疹、丘疱疹,皮损群集,可出现在全身各个部位,呈对称分布。

(2)前者有明确的乳腺癌及放疗史,后者多因先天禀赋不足,加之后天内外因素共同致病。

3.乳腺癌术后局部复发

接受保乳术或全切术的乳腺癌患者均易在术后1~3年内出现复发或转移,除局部包块外,同时可能伴随乳腺周围皮肤疼痛、橘皮样改变等,类似于放射性皮炎表现。放射性皮炎往往短期内有明确的放疗史,乳腺超声、MRI等检查可识别复发、转移,以资鉴别。

【辨证论治】

1.热盛阴虚证

证候:放疗部位局部皮肤发红、水肿,发热,口干欲饮,大便秘结,小便短赤,伴或不伴瘙痒、水疱、脱屑、破溃;舌红,苔黄,脉数。

治法:清热解毒,养阴生津。

方药:黄连解毒汤合增液汤。常用黄芩、黄连、黄柏、栀子、玄参、生地黄、麦冬。

2.气阴两虚证

证候:放疗部位局部皮肤增厚,抚之干燥,局部色素沉着,少气懒言,身疲乏力,动则汗出,同时伴有口干舌燥、五心烦热;舌红或淡,脉细弱。

治法:益气养阴。

方药:生脉饮合当归饮子。常用麦冬、五味子、人参、熟地黄、当归、白芍、荆芥、防风、黄芪、白蒺藜、制何首乌。

【外治疗法】

中药贴敷

(1)适应证　适用于所有非皮肤敏感性患者。

(2)操作方法　①选取合适的外敷材料,如土黄连外洗液。②成药药膏可直接涂抹于放疗区域,药汁用无菌纱布浸湿至不滴水为度,平铺于放疗区域皮肤。每日1～2次,每次30分钟左右。

(3)相关要点　①所选择的贴敷材料应避免含有对皮肤有刺激性的中药成分。②贴敷过程中注意患者的主观感受,适时观察皮肤情况,如出现明显刺痛、红肿,应及时停止贴敷。

(4)临床应用　邹妮倩等观察并比较土黄连外洗液湿敷放疗区域皮肤与常规护理在改善乳腺癌放疗期间急性放射性皮炎发生的临床疗效。该临床研究共选取70例患者,随机分为对照组和治疗组两组,其中对照组34例,治疗组36例。对照组给予常规基础护理和健康宣教;治疗组在对照组基础上加用土黄连外洗液纱布湿敷放疗区域皮肤,每天2次,每次30分钟,共21天。结果显示,土黄连外洗液湿敷能有效降低急性放射性皮炎的发生率,并有效延缓已发生急性放射性皮炎患者的红斑、疼痛、瘙痒等症状。

【预防调护】

1.保持局部皮肤清洁,可适当使用维生素 E 等成分安全的护肤产品使局部皮肤保湿,避免使用成分不明的护肤品及任何刺激性物品。

2.避免穿着质地粗糙、紧身衣料,尽量选择宽松、质地柔软的衣物。

3.避免用力搔抓、搓洗局部皮肤。

(樊舒瑶)

参考文献

李小妹.敛疮生肌膏治疗放射性皮炎患者的临床观察.北京:北京中医药大学,2021.

刘娣,郑喆文,张淑园,等.乳腺癌放射治疗相关皮肤毒性研究进展.中国医药导报,2021,18(9):39-42.

邹妮倩,林毅,汪真辉,等.土黄连外洗液对乳腺癌急性放射性皮炎的疗效观察.中医肿瘤学杂志,2022,4(5):17-22.

第五节　手足综合征

手足综合征(HFS)是一种由细胞毒性化疗药物引起的手掌和足底红斑性皮肤损伤,以麻木、疼痛、局部红斑、水肿甚至引起水疱、溃疡为主要临床特征。引起该综合征的乳腺癌相关药物包括卡培他滨、紫杉醇类、脂质体阿霉素,尤其以化疗药物卡培他滨最为典型。该症状常在接受化疗的3周左右出现,停药后5周左右明显缓解。在中医学范畴,手足综合征的症状较符合"血痹病"的描述,即《金匮要略》所言"血痹阴阳俱微,寸口关上微,尺中小紧,外证身体不仁,如风痹状"。

【病因病机】

乳腺癌患者本身存在正气不足之内因,气虚无力推动血行、水行则成瘀成痰,以化疗药物为代表的毒邪进一步损伤人体正气,使血瘀水湿加重,气不能充分推动血行,皮肤、肢体末端缺少气血濡养则成痹。总体病机以正气不足、气滞痰凝血瘀为主,属虚实夹杂、正虚邪实。

【诊断依据】

手足综合征以出现相关症状结合用药史做出综合诊断。根据美国国家癌症研究院(NCI)制定的共识,将手足综合征分为以下3级。

一级:出现手和(或)足麻木、感觉迟钝/感觉异常、麻刺感、红斑和(或)不影响正常活动的不适等任一现象。

二级:手和(或)足的疼痛性红斑、肿胀和(或)影响患者日常生活的不适。

三级:手和(或)足湿性脱屑、溃疡、水疱或严重的疼痛和(或)使患者不能工作或进行日常活动的严重不适。

【鉴别诊断】

乳腺癌相关辅助药物引起的手足综合征应与雷诺综合征相鉴别。

雷诺综合征与手足综合征同样有肢体末端麻木、疼痛等症状,经久不愈可演变为溃疡。前者发病主要以冬季为多,情绪激动或遇冷可加重,且局部皮肤前期发凉、苍白、发紫,继而潮红,一般没有红斑,且患病人群不具备乳腺癌病史及短期内相关用药史。药物引起的手足综合征往往具有明确的用药史。

【辨证论治】

气血亏虚、脉络瘀阻证

证候：肌肤麻木不仁，或有蚁行感，或有肢体疼痛感，可有红斑、水疱形成，后期可能加重为慢性溃疡，伴自汗气短，面色无华，神疲乏力；脉微涩，尺脉小紧。

治法：益气和血，化瘀通络。

方药：黄芪桂枝五物汤加减。常用黄芪、芍药、桂枝、生姜、大枣、鸡血藤、川芎、当归、熟地黄、红花、桃仁。

【外治疗法】

中药药浴

（1）适应证　适用于所有非皮肤敏感性患者。

（2）操作方法　①选取合适的药浴中药成分及剂量，如黄芪桂枝五物汤加减（黄芪 20g，桂枝 15g，白芍 15g，当归 15g，细辛 3g，通草 9g，甘草 6g，红花 6g，威灵仙 15g，路路通 9g），用温水浸泡，煎煮后取浓缩汁，兑入 35～45℃ 温水至 800～1000ml。②尽量使用恒温足浴盆温浴双足、双手，每次 20～30 分钟，每日 1～2 次。

（3）相关要点　四肢深静脉血栓、局部皮肤破损甚至大面积创口、有严重过敏史的患者慎用。

（4）临床应用　周丽琴观察并比较黄芪桂枝五物汤加减药浴与甲钴胺片口服营养神经对缓解卡培他滨化疗引起手足综合征患者相关症状的临床疗效。该临床研究共选取 46 例患者，随机分为对照组和治疗组两组，每组 23 例。对照组采用单纯甲钴胺片口服，0.5mg/次，3 次/天，21 天为一个疗程，连续服用 6 个疗程。治疗组自化疗第 1 天开始采用黄芪桂枝五物汤加减（黄芪 20g，桂枝 15g，白芍 15g，当归 15g，细辛 3g，通草 9g，甘草 6g，红花 6g，威灵仙 15g，路路通 9g）浸泡手足，每日 1 剂，水煎取汁 1000ml，取温 35～37℃，分早、晚 2 次浸泡手足，每次 20 分钟，连续浸泡直至化疗结束。结果显示，黄芪桂枝五物汤药浴四肢可减少手足综合征的发生，降低其严重程度。

【预防调护】

1. 局部护理

注意肢体末端保暖；局部皮肤注意保湿，使用成分安全的保湿产品；避免成分不明或刺激性物品接触皮肤；减少局部皮肤反复摩擦。

2.生活习惯

减少体力工作;避免长期处于某一体位使局部长期受压。

(樊舒瑶)

参考文献

Blum JL,Jones SE,Buzdar AU,et al. Multicenter phase II study of capecitabine in paclitaxel-refractory metastatic breast cancer. J Clin Oncol,1999,17(2):485-493.

郜成成,孙贻安.中医对乳腺癌化疗后手足综合征的治疗进展.中国中医药现代远程教育,2022,20(15):199-201.

和梦珂,刘传波,胡霞,等.黄芪桂枝五物汤加减治疗化疗手足综合征的延伸.中华中医药杂志,2019,34(4):1318-1321.

周丽琴.黄芪桂枝五物汤加减外用防治卡培他滨相关性手足综合征23例临床观察.甘肃中医药大学学报,2017,34(3):46-48.

第十一章　乳汁分泌异常性疾病

乳汁分泌异常性疾病是乳房疾病中的常见病和多发病。本章主要讲述产后乳汁少及乳汁自出、非产褥期闭经-溢乳综合征。产后乳汁分泌异常常由哺乳不当、情志抑郁、产妇失于调养等导致，失治或误治往往会导致乳腺炎等。而非产褥期闭经-溢乳综合征多由肝郁火旺、脾虚湿困、肝肾阴虚等导致，失治或误治可致内分泌失调，甚则引起良性肿瘤转为恶性肿瘤的可能。西医药治疗乳汁分泌异常性疾病副作用大，治疗效果不佳，中医药有其显著特色。

浙江省中医院乳腺外科对产后乳汁少及乳汁溢出，以补虚、温阳、化瘀、悦神为治则，配合外敷、按摩等；对于非产褥期闭经-溢乳综合征，以健脾化痰、滋补肝肾为治则，临床实践已取得良好的治疗效果。

第一节　产后乳汁缺少

产后乳汁缺少指产后乳汁甚少，或逐渐减少，或全无，不能满足哺乳需要，又称产后缺乳。该病好发于产后 2～14 天内，也可发生在整个哺乳期。该病除少数由乳腺发育不良导致外，多由产后调理不当，营养不良，乳汁生成减少；或产妇焦虑、抑郁等不良情绪抑制垂体分泌催乳素；或哺乳方法不当，开乳过迟，未按需哺乳；或早产儿或先天性腭异常儿吸吮力弱，排空不畅所致。

【病因病机】

中医学认为，产后乳汁缺少多由妇人脾胃素虚，或思虑伤脾，或产后失血过多，导致气血亏虚，乳汁生化之源不足，故而无乳可下；或由产后忧郁寡欢，情志不舒，肝郁气结,气机不畅,乳络不通,乳汁壅闭不行,导致乳汁缺少;或素体脾肾阳虚,水湿不化,反变湿成痰,则痰气壅阻乳络;或产后膏粱厚味,脾失健运,水谷乳汁不行而致乳少。《诸病源候论》曰"产后无乳汁候",首先提出了津液暴竭,经血不足可导致无乳汁。《妇人大全良方》云:"凡妇人乳汁或行或不行者,皆由气血虚弱,经络不调所致也。"《景岳全书·妇人规》提出了"肥胖妇人痰气壅盛,乳滞不来"的观点。《傅青主女科》曰:"妇人产后绝无点滴之乳,人以为乳管之闭也,谁知是气与血之两涸乎……气旺则乳汁旺,气衰则乳汁衰,气涸则乳汁亦涸。""少壮之妇,于生产之后,或闻丈夫之嫌,或听翁姑之谇,遂致两乳胀满疼痛,乳汁不通,人以为阳明之火热也,谁知是肝气之郁结乎。"这些论述对本病的病因论述颇有参考价值。

概括其病因病机主要有:

(1)气血虚弱　脾胃素虚,或先天禀赋不足,或产后失血过多,导致气血亏虚,乳汁生化之源不足,故而无乳可下。

(2)肝郁气结　产后忧思过度,肝失条达,肝郁气结,气机不畅,乳络不通,乳汁壅闭不行,导致乳汁缺少。

(3)痰气壅阻　或素体脾肾阳虚,水湿不化,反变湿成痰,则痰气壅阻乳络,聚湿成痰;或产后膏粱厚味,损伤脾胃,脾失健运,水谷乳汁不行而致乳少。

【诊断依据】

1. 临床表现

(1)症状　产后开始哺乳即见乳汁量少、清稀甚至点滴皆无,乳房无胀痛;或产后乳汁不行,或行而甚少,乳房无胀感或感胀闷;或哺乳期乳汁本足,因突然高热或七情过极后乳汁减少,不足以喂养婴儿。

(2)体征　乳房多柔软,皮色不变;少数可表现为乳房胀硬,或伴有结块,皮色不变,或皮肤微红,甚或潮红。

(3)并发症　一般较少发生并发症。乳腺导管堵塞或不良哺乳习惯(如不按需哺乳、乳汁不排空),致哺乳未能排空等所致者,可并发积乳囊肿。另外,如乳汁淤积,则易继发感染,由此并发急性乳腺炎。

2. 实验室检查

血常规在继发感染时可有白细胞计数及中性粒细胞计数升高,CRP检验在细菌性感染疾病诊断中具有重要的临床意义,类似白细胞计数,且更敏感,结果稳定。

3. 辅助检查

B超检查:观察患侧乳房内有无肿块、肿块大小及回声性质,以判断肿块性质和是否有脓肿形成等。

【鉴别诊断】

产后乳汁减少需与积乳症相鉴别,后者中医学称之为"妒乳"。积乳症指产后乳汁正常排出障碍,乳汁淤积于导管内,临床可表现为疼痛伴有乳房结块,乳汁不出,常是急性乳腺炎的前期表现。

【辨证论治】

1. 气血虚弱证

证候:产后哺乳时乳汁不足,甚或全无,乳房无胀感而柔软,乳汁量少、清稀;伴面色无华,神疲倦怠,纳少。舌质淡白或淡胖,苔薄白,脉细弱。

治法:益气养血,佐以通乳。

方药:通乳丹加味(人参、黄芪、当归、麦冬、木通、桔梗、猪蹄)。食少便溏者,加炒白术、茯苓、炒扁豆健脾渗湿;头晕心悸者,加阿胶、白芍、何首乌养血安神。

2. 肝郁气滞证

证候:产后突然七情所伤,乳汁骤减或点滴皆无,乳汁量少、质稠,乳房胀硬而痛,或伴结块,或有微热。伴有精神抑郁,嗳气频频,胸胁胀满,食欲减退。舌质暗红或边尖红,苔黄,脉弦细。

治法:疏肝解郁,通络下乳。

方药:下乳涌泉散加味(柴胡、青皮、当归、白芍、川芎、生地黄、天花粉、白芷、王不留行、漏芦、通草、桔梗、甘草)。乳房胀痛甚者,加橘络、丝瓜络、香附以增理气通络、行气止痛之效;乳房胀硬疼痛,局部有热感,触之有块者,加蒲公英、夏枯草、赤芍、路路通以清热散结通络;乳房红肿掣痛,伴高热恶寒,或乳房结块有波动感者,按"乳痈"诊治。

3. 痰气壅阻证

证候:乳汁稀少,或点滴皆无,乳房丰满,按之柔软无胀感。伴形体肥胖,胸闷呕恶,或食多乳少,或大便稀溏。舌质淡胖,苔白腻,脉滑。

治法:健脾化痰,佐以通乳。

方药:漏芦散加减。黄芪、白术、茯苓、漏芦、瓜蒌、陈皮、半夏、通草、王不留行等。身热、口苦、苔黄者,加黄芩。

【外治疗法】

1. 针刺疗法

(1)适应证　产后乳汁缺少各个证型均适用。

(2)操作方法　以膻中、乳根、少泽、足三里为主穴,其中膻中穴向两侧乳房平刺1~1.5寸,乳根穴向乳房基底部平刺1寸左右,使乳房出现微胀感,可加艾灸;少泽穴浅刺0.2~0.3寸,足三里穴直刺0.5~1.5寸,待患者感酸麻胀感为准,留针20~30分钟。气血虚弱证可配合气海、血海、脾俞、胃俞、三阴交;肝郁气滞证可配合期门、内关、太冲;痰气壅阻证可配合丰隆、三阴交、脾俞、胃俞。

(3)相关要点　根据不同证型选择对应治则:虚者补之,针灸并用,用补法;实者泻之,以针刺为主,用泻法。

针刺疗法一般远离病变部位取穴。对于局部有感染、溃疡、瘢痕或肿瘤的部位,不宜针刺。对于有自发性出血或损伤后出血不止的患者,不宜针刺。患者在过于饥饿、疲劳或精神过度紧张时,不宜立即进行针刺。对于身体瘦弱、气虚血亏的患者,针刺时手法不宜过强,并应尽量选用卧位。

(4)临床应用　陈枫将80例产后缺乳患者随机分为对照组和治疗组两组,每组40例。对照组予口服中药自拟通乳汤。治疗组在此基础上联合针刺治疗,针刺选穴为膻中、乳根、少泽、足三里等,每日针刺1次,连续治疗5天。比较两组泌乳评分,发现治疗组与对照组的有效率依次为97.5%、82.5%,差异有统计学意义。

2. 推拿

(1)适应证　产后乳汁缺少各个证型均适用。

(2)操作方法　虚证:产妇取侧卧或者俯卧位,由上至下擦、按揉足太阳膀胱经,点按肺俞、心俞、膈俞、肝俞、脾俞、胃俞、肾俞。按揉足三里、三阴交、少泽、血海、合谷、太冲等穴。实证:点按膻中、乳根、少泽、足三里、期门、肝俞、胃俞、内关、合谷、太冲等穴。

(3)相关要点　治疗时注重全身调理。对于虚者,手法应相对轻柔徐缓,治疗时间宜长;对于实者,手法则相反,同时局部可使用掌根轻轻按揉乳晕。

按摩前要修整指甲,热水洗手,同时去除指环等有碍操作的物品。选择合适体位。按摩手法要轻重合适,并随时询问患者感受。按摩时间以每次20~30分钟为宜。患者饱食及情绪激动时不可立即按摩。某些理疗操作后,有出现疼痛、水肿、水疱、出血或瘾疹的可能,应做好相应的预防和处理措施。操作过程中应注意保暖。

(4)临床应用　朱爱玲等对106例产后缺乳患者采用随机对照试验,推拿组

(53 例)给予胸腹四肢推拿、背部推拿、乳房按摩等,连续治疗 5 天;对照组(53 例)给予常规乳房护理。观察两组治疗后泌乳量、乳房充盈度,结果提示推拿组的有效率为 96.23％,对照组的有效率为 84.91％,推拿组明显优于对照组。

3. 耳穴贴压

(1)适应证 产后乳汁缺少各个证型均适用。

(2)操作方法 选取肝、脾、胃、肾、内分泌、皮质下等穴位,先以 75％酒精拭净耳廓皮肤,用消毒干棉球擦净。用镊子将中间粘有压物的小方胶布(面积约为 7mm×7mm)置于穴区,并粘牢贴紧。待各穴贴压完毕,即予按压,直至耳廓发热、潮红。

(3)相关要点 治疗前,应对耳穴、针具进行严格消毒。耳穴贴压一般较安全,但外耳如有明显炎症或病变,包括冻疮破溃、感染、溃疡及湿疹等,不宜采用此法。对于妊娠期女性,尤其是有习惯性流产史者不宜使用此法。

(4)临床应用 赵玲玲等治疗 67 例产后缺乳患者采用中药配合耳穴贴压王不留行籽,双侧耳穴取胸区、乳房、内分泌穴,依据辨证肝郁气滞证加肝、神门、胆、三焦穴;气血虚弱证加脾、胃、心、肾穴,2～3 天换 1 次,7 天为一个疗程,总有效率为 94.03％。

4. 中药溻渍

(1)适应证 产后乳汁缺少各个证型均适用。

(2)操作方法 根据病情配方,将配方的药物加工成药散,或水煎汤,或用 95％酒精浸泡 5～7 天,即可使用。使用时用消毒纱布蘸药液敷在患处,1～2 小时换药 1 次,或 3～5 小时换药 1 次。部分疾病(如痈肿)可先熏洗后湿敷,以增强疗效。临床上分为冷湿敷、热湿敷等。

(3)相关要点 浸泡后的纱布要拧得干湿恰当,药液防治过烫。在应用中药溻渍疗法的同时,还可根据病情适当配合熏洗、药物内服和针灸等疗法。

(4)临床应用 王冬梅等治疗产后缺乳自拟通乳汤水煎浸湿纱布外敷乳房,并予乳房按摩、低频局部刺激催乳。陈萍在治疗产后缺乳时取丹参、瓜蒌、漏芦、炒王不留行、路路通,研粉装袋制成中药溻渍外敷乳房,每天 2 次,每次 30 分钟,连用 3～5 天,效果显著。

5. 刮痧

(1)适应证 适用于肝郁气结型乳汁缺少。

(2)操作方法 充分暴露双侧乳房,在双乳上均匀涂上刮痧油等介质,手握刮拭板,由乳房四周取鹰窗穴、膻中穴、乳根穴、食窦穴、期门穴向乳晕中心轻轻刮拭,以患者能耐受为度。宜单向、循经络刮拭,遇疼痛区域、穴位时重点刮拭。刮痧后嘱患者饮用温开水。

(3)相关要点　刮痧后 30 分钟忌洗凉水澡;出痧部位应注意保暖。有出血倾向、皮肤高度过敏、极度虚弱、严重心力衰竭的患者均禁刮或慎刮。

(4)临床应用　林丹等将 60 例剖宫产后缺乳患者随机分为对照组和治疗组两组,每组 30 例。对照组给予低频脉冲电治疗;治疗组在此基础上联合刮痧操作,刮痧部位为乳房及乳周穴位如膻中、乳根等。结果提示,治疗组的有效率为 86.7%,明显高于对照组的 46.7%。

【预防调护】

(1)产妇宜保持乐观、舒畅的心情,生活规律,睡眠充足。

(2)合理安排饮食,适当进补。

(3)保持局部乳头清洁及干燥,避免局部感染及破损。

(4)养成良好的哺乳习惯,产后母婴同室,及早吸乳,按需哺乳。每次哺乳前进行热敷按摩,以促使乳汁顺利排出。

(许雷来)

参考文献

陈枫.针刺联合自拟通乳汤加减治疗产后缺乳的临床效果.中国当代医药,2020,27(18):159-162.

林丹,陈玉萍,魏萍.刮痧配合低频脉冲电疗法治疗产后缺乳的效果分析.中外医疗,2020,39(24):151-153.

王冬梅,修文明,佟玲.按摩手法联合通乳汤中药溻渍治疗产后缺乳患者的临床观察.中国医药指南,2018,16(34):178-179.

赵玲玲,王转红.自拟通乳汤结合耳穴贴压疗法治疗产后缺乳的临床观察.中医临床研究,2019,11(15):129-131.

朱爱玲,温小玲,李梅,等.推拿手法治疗产后缺乳临床研究.新中医,2018,50(8):177-179.

第二节　产后乳汁自出

产后乳汁自出指产妇在哺乳期间,乳头不经婴儿吮吸,乳汁自动流出或随泌随溢,乳汁不足以哺乳婴儿。本病归属于中医学"乳漏"或"乳汁自涌"范畴。但是,部分产妇体质健壮,气血旺盛,乳汁充沛,乳房饱满由满而溢,则不属病态。

【病因病机】

中医学认为,产后乳汁自出为气血不足,不能摄纳或肝郁化火,迫乳外溢。《经效产宝·产后乳汁自出方论》曰"产后乳汁自出,盖是身虚所致,宜服补药以止之",明确指出了身虚乳汁自出的发生机制和用补的治法。《景岳全书·妇人归·卷三十九》继承和发扬了前人乳汁自出的理法方药,指出"产后乳汁自出,乃阳明胃气之不固,当分有火无火而治之,无火而泄不止,由气虚也,宜八珍汤、十全大补汤;若阳明血热而溢者,宜保阴煎或四君子汤加栀子;若肝经怒火上冲,乳胀而溢者,宜加减一阴煎;若乳多胀痛而溢者,宜温帛熨而散之"。

张景岳将乳汁自出分为阳明胃气不固、阳明血热、肝经怒火上冲三大类,并出具方药,而认为乳多胀痛而溢者不是病证,未出方药,仅用温熨的方法治之。他主张实者不从肝火治,从肾阴着手,滋水涵木,较之清肝者胜一筹。这些宝贵的理论至今仍具有指导意义。《女科经纶》提出"手太阴肺经,出于云门穴,穴在乳上……归于足厥阴肝经,入于期门穴,穴在乳下,出于上,入于下,肺领气,肝藏血,乳正居于其间也",开辟了治肺治肝两者合治的方法。

概括其病因病机主要有:

(1)气血亏虚　脾肾亏虚,管摄无权,乳汁自出;产后劳倦,饮食不节,脾失健运,或因产后耗伤气血,不能摄纳经血,则乳汁自出。如《校注妇人良方》云:"产后乳汁自出,乃胃气虚。"

(2)肝经郁热　产后情志抑郁,郁怒伤肝,肝郁化火,肝火亢盛,疏泄太过,热迫乳自出。如《胎产心法》云:"肝经怒火上冲,乳胀而溢。"

【诊断依据】

(1)产妇未哺乳时,不经婴儿吮吸或挤压出现乳汁自然流出。

(2)乳汁一般为黄白色或乳白色,无结块,乳房松软不胀或稍胀。

【鉴别诊断】

（1）乳泣　乳泣为孕期乳汁自动流出，而产后乳汁自出则发生在哺乳期，发生的时间有别。

（2）闭经-溢乳综合征　闭经同时见乳汁溢出，且乳汁不多，常在挤压乳头时挤出一些乳汁，也有自动溢出者，常伴有不孕。

【辨证论治】

1. 气血亏虚证

证候：产后乳汁自出，量少质清稀，乳房柔软无胀满，面色少华，神疲气短，或动则心悸；舌淡，苔薄，脉细弱。

治法：补气养血，佐以固摄。

方药：八珍汤加减。常用党参、白术、茯苓、熟地黄、白芍、当归、芡实、黄芪、五味子、甘草。口干烦渴者，加石斛、麦冬；睡眠差者，加酸枣仁、首乌藤、合欢皮。

2. 肝经郁热证

证候：产后乳汁自出，质较稠，乳房胀痛，精神抑郁或急躁易怒，甚或心烦少寐，口苦咽干，便秘尿黄；舌质红，苔薄黄，脉弦数。

治法：疏肝解郁，清热泻火。

方药：丹栀逍遥散加减。常用牡丹皮、栀子、柴胡、白芍、当归、茯苓、甘草、竹茹、青皮、郁金。乳汁质稠量多者，加生麦芽、通草；大便秘结者，加大黄、瓜蒌；尿黄不寐者，加柏子仁、首乌藤。

【外治疗法】

1. 普通针刺配合灸法

（1）适应证　产后乳汁自出各个证型均适用。

（2）操作方法　以膻中、乳根、少泽、足三里为主穴，其中膻中穴向两侧乳房平刺 1～1.5 寸，乳根穴向乳房基底部平刺 1 寸左右，使乳房出现微胀感，可加艾灸；少泽穴浅刺 0.2～0.3 寸，足三里穴直刺 0.5～1.5 寸，待患者感酸麻胀感为准，留针 20～30 分钟。气血亏虚证可配合脾俞、胃俞、三阴交；同时神阙、关元、气海、命门、肾俞穴交替使用灸法；肝经郁热证加期门、肝俞、胃俞、内关、合谷、太冲。

（3）相关要点　根据不同证型选择对应治则：虚者补之，针灸并用，用补法；实者泻之，以针刺为主，用泻法。

针刺疗法一般远离病变部位取穴。对于局部有感染、溃疡、瘢痕或肿瘤的部位,不宜针刺。对于有自发性出血或损伤后出血不止的患者,不宜针刺。患者在过于饥饿、疲劳或精神过度紧张时,不宜立即进行针刺。对于身体瘦弱、气虚血亏的患者,针刺时手法不宜过强,并应尽量选用卧位。施灸时应防止艾火烧伤皮肤或衣物。

(4)临床应用　李永虞运用针刺配合灸法治疗产妇乳汁自出 5 例,均痊愈。最长病程时间不超过 30 天。

2. 推拿

(1)适应证　产后乳汁自出各个证型均适用。

(2)操作方法　虚证:产妇取侧卧或者俯卧位,由上至下擦、按揉足太阳膀胱经,点按肺俞、心俞、膈俞、肝俞、脾俞、胃俞、肾俞。按揉足三里、三阴交、少泽、血海、合谷、太冲等穴。实证:点按膻中、乳根、少泽、足三里、期门、肝俞、胃俞、内关、合谷、太冲等穴。

(3)相关要点　治疗时注重全身调理。对于虚者,手法应相对轻柔徐缓,治疗时间宜长;对于实者,手法则相反,同时局部可使用掌根轻轻按揉乳晕。

按摩前要修整指甲、热水洗手,同时去除指环等有碍操作的物品。选择合适体位。按摩手法要轻重合适,并随时询问患者感受。按摩时间以每次 20~30 分钟为宜。患者饱食及情绪激动时不可立即按摩。

3. 药袋罩乳法

(1)适应证　产后乳汁自出各个证型均适用。

(2)操作方法　将芒硝研成细粉末混匀,装入小布袋,并分别置于文胸各口袋内。

(3)相关要点　文胸内小口袋用纯棉布缝制而成,每 10 天换药 1 次。

【预防调护】

(1)加强营养,多食营养丰富之品,忌食辛辣动火及甘腻助湿生痰之物。

(2)节制饮食,必要时停止亲喂,可将溢出之乳暂用奶瓶储存以哺喂,保持乳汁和奶瓶清洁。

(3)调节情志,注意产褥保健,解除产妇对哺乳的思想负担,保持心情舒畅,切勿恼怒、抑郁。

(4)注意休息,切勿过度操劳。

(5)贴身衣物宜宽松适度,不宜过紧,以免乳房受压,导致乳汁外溢加重。

(6)乳汁外溢时,除用毛巾及乳垫外,加用文胸;保持乳头清洁;防止染湿衣服。

(许雷来)

参考文献

李永虞.针灸药物并用治疗产妇乳汁自出 5 例.四川中医,2002,20(9):79.

第三节　闭经-溢乳综合征

　　闭经-溢乳综合征(amenorrhea-galactorrhea syndrome,简称 A-G 综合征)指非产褥期女性或停止哺乳 1 年后的产妇,出现单侧或双侧乳头持续性溢乳,且伴有闭经,大多数患者合并有高催乳素血症。闭经-溢乳综合征不一定只发生于分娩与流产后,也可发生于与妊娠无关的任何时候。其临床表现以闭经、溢乳为主要症状。近年来,随着临床检查和实验室检查水平的提高,使得该病的诊断率明显升高。目前,大多数医家认为导致闭经-溢乳综合征的病因有以下几种:垂体肿瘤、药物影响(如多巴胺、雌激素、组胺类等)、原发性甲状腺功能减退、特发性闭经-溢乳综合征及其他原因。在治疗方面,西医多采用溴隐亭,其疗效肯定,但患者服用后副作用大,停药后易复发,难以坚持治疗。

【病因病机】

　　中医学中并无本病名,根据其临床特征可归属于"闭经""乳泣""月经不调"范畴。祖国医学认为,女子乳房属胃,乳头属肝,经乳同源,均为气血所化生。冲为血海,隶于阳明,又为肝脉所属,均能"导气而上,导血而下"。《景岳全书·妇人规》云:"妇人乳汁,乃冲任气血所化。"精血津液充足,方能化生足够的乳汁。由于肝肾亏虚,肾水不足,胞宫失养,胞宫虚则有藏无泄、气血紊乱、胞脉不利,气血逆入乳房化为乳汁,而见闭经、溢乳。肝主疏泄,肝肾功能互补,生化同源。因此,肾气充盈,肝气调达,冲任通调则经乳如常。故肾-冲任-胞宫之间平衡,才能维持正常月经及生殖生育。《胎产心法》云"肝经上冲,乳胀而溢",指出郁怒情志不遂,则肝气郁结化火,疏泄太过,致乳汁妄行而自溢。综上所述,历代医家认为本病的发生与肝、肾、脾、胃及冲任密切相关。

　　概括其病因病机主要有:

　　(1)肝郁火旺　情志抑郁,肝气郁结,肝郁疏泄失职,郁久化热,肝火亢盛,疏泄太过,迫液外溢,故乳汁溢出;气血逆乱失于调畅,血为气滞,故月经量少,瘀久冲任不通,故可发展成闭经。

(2)脾虚痰湿　劳倦过度,素食膏粱厚味等伤及脾胃,气血化生受阻,生化乏源,月事当至不至而见闭经。脾胃亏虚,运化失常,致痰湿内生,痰湿、脂膜壅塞冲任,气血运行受阻,气血紊乱,逆入乳房化为乳汁则为溢乳。

(3)肝肾阴虚　先天禀赋不足,房劳伤肾,精血亏虚,肾阴不足,冲任虚损,不能汇集阴血按时下注胞宫,故经闭不行,血不归正则溢乳。肝肾同源,肾阴不足,肝木失养,可致肝阴亏虚,阴虚火旺,迫乳外泄,故而溢乳。

【诊断依据】

1. 临床表现

(1)溢乳和闭经　溢乳为最早出现的症状,大多数呈间歇性,也可为持续性,溢乳量多少不一,多为两侧。乳汁色白、质黏稠。闭经可同时发生或后发生。患者乳房丰满,无压痛。产后溢乳、闭经多于哺乳停止后持续。

(2)伴随症状　常见性欲减退、不孕等临床表现。全身改变主要包括体重的增加、水肿、多毛、皮脂溢出、精神抑郁等表现。垂体瘤导致的不同程度的头痛、视力障碍以及脑神经损害等一般较少见。

2. 实验室检查

(1)性激素检测　催乳素测定是最主要的诊断方法。正常育龄妇女血清中催乳素为 $0.046\sim1.14$nmol/L($1\sim25$ng/ml),平均 0.36nmol/L(8ng/ml)。由药物引起者,一般催乳素<2.28nmol/L(50ng/ml),且停药后迅速恢复正常。催乳素≥4.55nmol/L(100ng/ml),多有垂体催乳素腺瘤,肿瘤越大,催乳素水平越高,巨大肿瘤出血坏死时,催乳素水平可不升高。成年妇女未妊娠时,催乳素<0.8nmol/L,上午 10:00 左右采血,至少两次测定值均大于 1.36nmol/L,方可诊断为高催乳素血症。促卵泡激素和黄体生成素处于正常下限或低于正常水平。

(2)甲状腺功能检查　甲状腺功能减退者,促甲状腺激素水平可能增高,甲状腺素、三碘甲状腺原氨酸水平低。

(3)垂体-卵巢功能轴检查　阴道涂片可见雌激素水平常呈低落状态。基础体温单相型或呈现黄体功能不足。黄体酮试验可呈阳性。雌二醇测定水平偏低。

3. 辅助检查

X 线头颅侧位摄片。蝶鞍正侧位体层摄片,了解蝶鞍有无扩大、破坏,有无垂体肿瘤存在。计算机体层成像(CT)与 MRI 诊断垂体瘤的准确率相仿。

【鉴别诊断】

需与乳腺导管内乳头状瘤、原发性甲状腺功能减退相鉴别。

（1）乳腺导管内乳头状瘤　临床表现主要为乳头异常溢液，伴或不伴乳房肿块，无月经稀发或者闭经症状，可对乳头溢液导管行纤维乳管镜、X线乳腺导管造影检查及细胞学检查，以明确诊断。

（2）原发性甲状腺功能减退　测定甲状腺功能减退，血清催乳素浓度并不升高，伴有全身症状如面色苍白、表情淡漠等，使用甲状腺激素治疗有效。

【辨证论治】

1.肝郁火旺证

证候：乳房单侧或双侧乳汁自溢，量较多，色黄质稠，闭经，不孕，伴有乳房胀痛、胁胀、烦躁易怒、头晕目眩、口舌干燥、失眠多梦等全身症状。舌红，苔黄，脉弦数。

治法：疏肝清热，调经回乳。

方药：丹栀逍遥散加减。牡丹皮，栀子，当归，川芎，赤芍，白芍，柴胡，茯苓，白术，生麦芽，川楝子，牛膝，龙骨，牡蛎，薄荷，甘草。口干渴者，去当归、柴胡，加天冬、玄参；大便干结者，加大黄；白带过多、外阴瘙痒者，加半枝莲、苦参。

2.肝肾阴虚证

证候：乳房单侧或双侧乳汁自溢或挤出乳汁，月经初潮晚，或月经量少，渐至闭经不孕，伴有头晕耳鸣、腰膝酸软、五心烦热等全身症状。舌红，苔少，脉弦细。

治法：滋补肝肾，抑乳调经。

方药：天王补心丹加减。生地黄、赤芍、麦冬、黄芪、玄参、知母、远志、茯苓、天冬、菟丝子、枸杞、巴戟天。腰膝酸软者，加杜仲、桑寄生；潮热盗汗者，加白微、地骨皮、淮小麦、糯稻根。

3.脾虚痰湿证

证候：形体肥胖，月经后期，量少，或夹黏液，渐至闭经，乳汁自溢，或多或少，同时伴有不孕、下肢浮肿、胸闷腹胀、纳呆便溏、口中淡腻等全身症状。舌质淡胖，边有齿痕，苔薄白或白腻，脉滑或缓滑。

治法：健脾利湿，祛痰通经。

方药：参苓白术散加减。常用黄芪、淮山药、茯苓、太子参、炒麦芽、生麦芽、白术、白芍、白扁豆、佛手、山楂、莱菔子、半夏、天南星、菖蒲。口干者，加玉竹、黄精、芦根;口苦者,加黄芩、黄连。

【外治疗法】

1. 针灸疗法

(1)适应证　适用于高催乳素同时伴或不伴闭经的患者。

(2)操作方法　选取足三里、太溪、三阴交、蠡沟、关元、子宫、气海、中极,双穴位需要对两侧进行针灸治疗,选用 28 号针,在以上穴位处进行指弹速刺,后进行补泻行针,同时进行热灸。

(3)相关要点　针刺疗法一般远离病变部位取穴。对于局部有感染、溃疡、瘢痕或肿瘤的部位,不宜针刺。对于有自发性出血或损伤后出血不止的患者,不宜针刺。患者在过于饥饿、疲劳或精神过度紧张时,不宜立即进行针刺。对于身体瘦弱、气虚血亏的患者,针刺时手法不宜过强,并应尽量选用卧位。

(4)临床应用　候燕用针刺三阴交、太冲、太溪、足三里、内关等穴位配合口服中药,设立溴隐亭对照组,治疗组的有效率为90%,对照组为93.33%,治疗组副作用小,不易反跳而优于溴隐亭治疗者。

2. 推拿疗法

(1)适应证　适用于高催乳素同时伴或不伴闭经的患者。

(2)操作方法　用掌揉、拇揉、滚法等辨证论治,补虚泻实,按揉胸腹部,侧重胁肋、腹股沟、下腹部及腰骶部,并针对脐周、下腹疼痛部位及腹部触及的结节及条索拨揉,循肝经、脾经、肾经、冲任督带脉寻找压痛及异样点进行重点点按。

辨证选穴:以肝经、脾经、肾经穴为主,偏于肾阳虚加肾俞、命门;偏于肾阴虚加照海、太溪;肝郁血瘀者加曲池、太冲、血海、合谷。

(3)相关要点　治疗时注重全身调理。对于虚者,手法应相对轻柔徐缓,治疗时间宜长;对于实者,手法则相反。推拿手法要轻重合适,并随时询问患者感受。按摩时间以每次20～30分钟为宜。患者饱食及情绪激动时不可立即按摩。某些理疗操作后,有疼痛、水肿、水疱、出血或瘾疹的可能,应做好相应的预防和处理措施。操作过程中应注意保暖。

(4)临床应用　胡坚采用推拿手法治疗高催乳素血症,以疏肝理气、补中祛瘀为治疗原则,辨证选穴。结果显示,继发性闭经中有3例月经恢复,月经稀疏中有5例月经正常,溢乳中有8例停止溢乳,习惯性流产中有3例足月产,继发性不孕3例中有1例妊娠。

3. 热敏灸

(1)适应证　适用于高催乳素同时伴或不伴闭经的患者。

（2）操作方法　在气海、关元穴区部位距皮表部位处施行温和灸,当患者有透热、热传导、局部不微热远部热、表面不微热深部热以及非热觉中的一种或一种以上感觉时,该点为热敏化腧穴,逐个悬灸热敏穴,保持足够热度至感传消失。

（3）相关要点　实热阳证或阴虚发热患者不宜灸之,以免动火助邪。孕妇的腹部及腰骶部也不宜施灸。施灸时应防止艾火烧伤皮肤或衣物。

（4）临床应用　王希琳等采用热敏灸配合药物治疗高催乳素血症所致不孕,治疗组采用热敏灸配合溴隐亭治疗,对照组单用溴隐亭治疗。观察两组治疗前后外周血催乳素水平,比较两组临床疗效及妊娠率和流产率。结果显示,治疗组治疗后妊娠率及流产率分别为59.1％和3.8％,对照组分别为36.6％和26.7％,两组比较,差异均有统计学意义。

【预防调护】

1.针对药物引起的乳头溢液,在消除药物时观察溢液是否减少或消失。

2.对于垂体催乳素腺瘤,不应首选手术治疗或放射治疗,因为这两项治疗对下丘脑-垂体的正常功能影响大,术后性腺功能恢复率低,而且有导致良性肿瘤转为恶性肿瘤的可能。

3.情志不遂常可诱发或加重本病,妇女宜心情舒畅,保持乐观情绪,避免受不良情志因素的刺激。

（许雷来）

参考文献

丛丹凤,李志华.漏乳.山东中医杂志,1997(11):18.

侯雁.针药并行治疗高泌乳素血症30例.中国中医急症,2004,13(10):696-697.

胡坚.推拿治疗高泌乳素血症的疗效观察及护理体会.中国民族民间医药,2013,22(10):161.

王希琳,卫义兰,严莉.热敏灸配合药物治疗高泌乳素血症所致不孕疗效观察.上海针灸杂志,2013,32(7):563-564.

王耀廷.闭经溢乳综合征证治刍议.中医杂志,1988(11):23-24.

朱南孙.溢乳闭经诊治心得.江苏中医杂志,1984(4):26-29.

第十二章　乳房皮肤疾病

　　乳房皮肤病在乳房疾病中较为少见,本章重点讲述其中的乳头湿疹和乳房带状疱疹。乳头湿疹最常发生于哺乳期女性,病变部位以乳头及乳晕周围多见,部分患者易出现湿疹顽固不愈,病程反复,从而出现更加严重的乳房炎症。带状疱疹男女均可发生,易发人群为免疫力低下的中老年人,好发部位为肋间神经、颈神经、三叉神经及腰骶部神经相应的皮节。乳房是肋间神经所经之处,皮损发生于乳房的,称之为乳房带状疱疹。

　　浙江省中医院乳腺外科秉持中西医结合治疗的理念,中西医并重,内外同治。在临床上采用"内外兼治",即根据病情采用内服以治病求本、外用以缓解症状的方法,且实践证明效果显著。

第一节　乳头湿疹

　　乳头湿疹是乳头及乳晕周围皮肤出现的一种非特异性过敏性炎症,男女均可发生,以年轻女性居多,尤其好发于哺乳期妇女,停止哺乳后较易痊愈。中医学认为,乳头湿疹归属于"乳头风""乳疮""妬乳病""湿疮"范畴。目前该病的直接病因暂不明确,多认为是由复杂的内外激发因子引起的一种迟发型变态反应,可能与遗传因素、环境、饮食及其他系统疾病、内分泌功能紊乱等有关。

【病因病机】

　　中医学认为,乳头湿疹多因平时情绪易怒或产后情绪抑郁等,致肝气郁滞,肝失疏泄,脾运失职,津液输布失司,致水湿停聚,郁久化热,充于腠理,浸淫肌肤而发;或饮食失节,过食腥发之物而致脾失健运,湿热内生;或内外因相互影响,风湿热相搏于肌肤而发;或禀赋不足,产后气血亏虚,肝失所养,疏泄不利,而气郁化火,痰瘀内生,终导致气、血、痰邪郁滞乳络而发。清代高秉钧在《疡科心得集》中记载:"乳头风,乳头干燥而裂痛如刀刺,或揩之出血,或流黏水,或结黄脂,此由暴怒抑郁,肝经火邪不能施泄所致。"《妇人大全良方》记载:"女子乳头生小浅热疮,搔之黄水出,名为妒乳病。"

概括其病因病机主要有:

(1)感受外邪　外感风、湿、热是乳头风发生的主要病因之一。产妇体虚汗出受风或在喂养过程中,感受风邪;或乳儿含乳而睡,口气焮热,热入母乳;或平时乳房清洁不当等,致使湿热外蕴,邪入乳房而发乳疮。

(2)饮食不节　乳头湿疹常与饮食有较大的关系,过食腥发之物,脾失健运,湿热内生;或过食生冷、肥甘厚味等物,伤及脾阳,导致水湿内生,郁而化热。

(3)情志不畅　妇人平时易怒或因产后情志不畅抑郁,而使肝气不舒,失于疏泄,气郁化火,与湿相合,化生湿热,蕴阻于乳房肝胃之络,外发为乳房湿疹。

(4)禀赋不足　常人禀赋不足或产妇在哺乳期间气血亏虚,均会导致血虚风燥,肌肤失养,发为湿疹,且易反复发病。

【诊断依据】

诊断依据参照《中华中医药学会皮肤科分会 2011 年湿疹(湿疮)中医诊疗共识》及《中医临床皮肤病学》(第二版,赵辨主编)。

1. 临床表现

乳房湿疹指在乳头、乳晕及其周围皮肤出现边界清楚的皮损,颜色可呈棕红色,并以糜烂、鳞屑、薄痂、皲裂等为主要症状,伴有瘙痒及疼痛。临床上根据皮损的特点可将乳房湿疹分为急性乳房湿疹、亚急性乳房湿疹和慢性乳房湿疹三种类型。

(1)急性乳房湿疹　大多数乳房皮疹为密集的粟粒样丘疹、丘疱疹或小水疱,基底潮红,可伴有剧烈瘙痒感,病变中心较为密集,可向周围发展。因外围也可出现散在丘疹、丘疱疹,故边界不清。丘疹、丘疱疹或水疱顶端破裂后可呈现明显的点样渗出以及小糜烂面,并有浆液不断渗出。

(2)亚急性乳房湿疹　亚急性期乳房湿疹多由急性乳房湿疹红肿和渗出等症状减轻后,或因急性乳房湿疹未及时治疗迁延发展而来,其乳房皮损多以小丘疹、鳞屑和结痂为主,仅有少数丘疱疹或小水疱及糜烂面,可有轻度浸润,患者仍自觉有剧烈瘙痒感,夜间可加剧。

（3）慢性乳房湿疹　慢性乳房湿疹可因急性、亚急性反复发作，皮损不愈转化而来，也可从一开始即呈现慢性病程。主要表现为患处皮肤增厚，伴浸润，颜色多为棕红色或灰色，色素沉着，表面粗糙，覆以少许糠秕样鳞屑；或因抓破而结痂，个别有不同程度的苔藓样变，具有局限性，边缘较清楚。外围亦可有丘疹、丘疱疹散在，当急性发作时可有明显的渗出。患者自觉有阵发性瘙痒。

2. 实验室检查

（1）血常规　可有嗜酸性粒细胞增多，血清嗜酸性阳离子蛋白水平增高，部分患者还有血清 IgE 水平增高。

（2）血清免疫球蛋白　血清免疫球蛋白可用于鉴别具有湿疹皮炎皮损表现的先天性疾病。

3. 辅助检查

（1）斑贴试验有助于鉴别诊断接触性皮炎。真菌检查可鉴别浅部真菌病。疥虫检查可协助排查疥疮。皮损细菌培养可鉴别诊断继发细菌感染。

（2）必要时进行皮肤组织病理学检查。

【鉴别诊断】

乳头湿疹需与乳头湿疹样癌及接触性皮炎相鉴别。

1. 乳头乳晕湿疹样癌

乳头乳晕湿疹样癌又称 Paget 病，其发病率较低，临床上以乳头和乳晕出现湿疹样表现为特点。该病以中老年女性多见，偶可发生于男性及其他顶泌汗腺丰富的部位，病变多为单侧。早期乳头、乳晕及其周围呈湿疹样表现，边界清楚，暗红色斑伴渗出、糜烂、结痂，皮肤较硬。进展期会形成肿块，进一步出现破溃，晚期乳头开始内陷，受损甚至完全脱落。因乳头湿疹样癌与乳头湿疹的早期症状存在高度相似性，故临床上存在一定的误诊情况，目前主要采用细胞学与病理学检查等进行鉴别。若存在仍无法确诊的情况，则可切取组织活检来明确诊断。

2. 接触性皮炎

接触性皮炎是指皮肤或黏膜单次或多次接触外源性物质后，在接触部位发生的炎症性反应，临床表现为红斑、肿胀、丘疹、水疱甚至大疱。接触性皮炎与湿疹均属于第 Ⅳ 型变态反应，病理变化相似，临床表现有时不易区别，但亦可有一些不同之处，如接触性皮炎在病因去除后，病程可呈自限性，常迅速痊愈，且病因比较单一。而湿疹病因常不清楚且复杂，病程反复。湿疹与特应性皮炎的皮损形态基本相同，但特应性皮炎皮损的分布具有特征性。乳房接触性皮炎常与外用药膏或文胸材质等有关,发病有明显的物品接触史,停止接触后易痊愈;乳头湿疹的发病一般不仅仅是接触外源性物品,且病程易反复。

【辨证论治】

1.肝经湿热证

证候:起病较急,乳头、乳晕及周围皮肤红肿,出现小水疱、丘疹、疱疹等,基底潮红,伴有剧烈瘙痒感和灼热感,经搔抓后疱疹等顶部破裂渗出疱水,形成糜烂面,由病变中心向周围蔓延,边界不清。可伴有乳头皲裂,揩之渗血。多见于急性期和慢性期急性发作,或有心烦、口干口苦、精神抑郁或烦躁易怒、大便干结、小便黄赤等症状;舌红,苔黄腻或薄黄,脉滑数。

治法:清热泻火,凉血利湿。

方药:龙胆泻肝汤加减。常用黄芩、栀子、柴胡、龙胆草、苦参、苍术、木通、生地黄、车前子、泽泻、赤芍、甘草等。

2.脾虚湿蕴证

证候:皮肤暗红,渗出较少,皮损以红斑、丘疹、鳞屑或结痂为主,间有少量丘疱疹,患者自觉瘙痒较甚。多见于亚急性和慢性期,或伴有纳食减少、面色萎黄、大便溏泄等症状;舌淡,苔白腻,边有齿痕,脉濡滑。

治法:健脾祛湿,祛风清热止痒。

方药:除湿胃苓汤加减。常用炒白术、茯苓、薏苡仁、泽泻、厚朴、陈皮、栀子、黄柏、益母草、白鲜皮、地肤子、炙甘草等。便溏明显者,加砂仁、炒山药健脾止泻;瘙痒甚者,加苦参除湿祛风止痒。

3.血虚风燥证

证候:病程日久,反复发作,皮损以皮肤增厚呈苔藓样变,色暗,阵发性剧烈瘙痒,乳头、乳晕干燥皲裂。多见于慢性期,伴有口干不欲饮、纳差、乏力等全身症状;舌薄白,苔白,脉细或弦细。

治法:养血润燥,祛风止痒。

方药:四物消风饮加减。常用生地黄、当归、白芍、白蒺藜、苦参、益母草、丹参等。痒甚者,加全蝎、乌梢蛇、珍珠母,搜风重镇之痒;肝气不调者,加佛手、柴胡、郁金;少寐多梦者,加合欢皮、炒酸枣仁。

【外治疗法】

中医外治法在乳头风的治疗中发挥着重要作用。乳头风的最主要病因就是内外因刺激,风、湿、热诸邪相搏于肌肤而发。因此,针对疾病的不同时期、不同证型,要分别采用对应的中医外治法治疗,配合中药内服,以起到事半功倍的效果。

1.中药湿敷疗法

(1)适应证　乳头湿疹各期,排除相关禁忌。

(2)操作方法　准备药材,加清水 2000ml 煮沸 5 分钟,然后改用中火煮 15 分钟,将药液倒出,湿敷温度以皮肤适应为宜。用棉质纱布浸湿药液,敷于患处 20 分钟左右,每日 2 次。

(3)相关要点　对于过敏体质的患者,需要提前测试是否对药汁过敏;另外,对于有皮肤破溃的患者,局部应注意无菌原则。

(4)临床应用　李晓涛等选取 80 例江苏省泗阳县人民医院皮肤性病科门诊确诊乳头湿疹的患者作为研究对象,采用随机分组将其分为对照组和观察组(各 40 例)。对照组给予西药曲安奈德肌肉注射,外用丁酸氢化可的松乳膏。观察组在西药治疗的基础上给予中药处方治疗(中药处方组成:马齿苋、荷叶、白及、地榆、何首乌、地肤子、白藓皮,每味中药材 15g,加明矾 10g。对于肤色发红剧痒的患者,加白蒺藜、苦参各 10g;对于皮肤糜烂较为严重的患者,加大马齿苋、败酱草、枯矾)。待到敷药完毕后,予以丁酸氢化可的松乳膏涂于患处。2 周后用湿疹面积及严重程度指数(EASI)评分法对两组体征表现进行评分。结果显示,对照组的红斑、抓痕、瘙痒程度评分均明显高于观察组,且差异有统计学意义($P < 0.05$)。

2.穴位拔罐放血治疗

(1)适应证　各阶段乳头湿疹均适用。

(2)操作方法　①物品准备:治疗盘、酒精、三棱针、火罐(小号、中号)、棉球、纱布。②环境准备:治疗室温度控制在 22～28℃。③选用大小合适的火罐。④取仰卧位,暴露施罐部位。⑤使用三棱针从皮损中心向外围点刺数下,直至皮损最边缘部位,以轻微出血为宜。快速加拔火罐,根据出血情况,2～5 分钟后起罐,最长不得超过 15 分钟。⑥病变局部操作结束后,协助患者取俯卧位,使用三棱针点刺大椎、双侧肺俞、膈俞、脾俞、乳根等辅助穴位。每个穴位点刺 6～10 次,以轻微出血为宜,每周 3 次。

(3)相关要点　在操作过程中,避免温度过高、操作不当等因素而发生皮肤烫伤、疼痛等不良事件。如发生不良反应,根据病情判断是否中止治疗。

(4)临床应用　高存志等选取 100 例急性湿疹患者为研究对象,随机分为治疗组与对照组(各 50 例)。对照组予以常规中医治疗,治疗组在对照组的基础上采用清热除湿方结合穴位拔罐放血治疗,比较治疗前及治疗 21 天后两组患者自觉症状(皮损潮红灼热、瘙痒剧烈、渗液流滋)及皮损情况(EASI)的评分。结果显示,治疗

21 天后,两组患者皮损潮红灼热、瘙痒剧烈、渗液流滋中医症候评分与 EASI 评分均低于治疗前($P<0.05$),且治疗组评分低于对照组($P<0.05$)。

3. 火针疗法

(1)适应证　慢性乳头湿疹。

(2)操作方法　患者取仰卧位,主要点刺皮损局部,每周治疗 2 次,连续治疗 5 周。针刺时根据皮损的厚薄速刺,并向周围延伸至皮损交界处,然后再用火针垂直点刺天枢、曲池、风市、血海等配穴。

火针疗法是火与针的联合应用,既有火的温通效应,又具备针刺的直接刺激作用。火针的作用机制是引邪外出,通过调节皮肤神经,促进皮损微循环及新陈代谢,改善慢性湿疹的粗糙肥厚及苔藓样变类皮损,并可促进渗出、糜烂的吸收;同时,火针的疼痛作用还可帮助患者迅速止痒。

(3)相关要点　需要患者积极配合,放松心情,避免晕针、断针。

(4)临床应用　宋婷观察选择 66 例慢性湿疹患者,通过随机数字表法将其分为对照组和观察组,每组 33 例。对照组予以中药方治疗;观察组在中药内服的基础上加用毫火针治疗,连续治疗 5 周,比较治疗前后湿疹面积以及严重程度指数评分和瘙痒评分。结果显示,观察组各项评分优于对照组,且治疗前后差异有统计学意义($P<0.05$)。

4. 穴位埋线

(1)适应证　适用于慢性湿疹皮损肥厚、苔藓样变或瘙痒患处。

(2)操作方法　辨证选穴(常用穴位:曲池、合谷、足三里、丰隆、血海、三阴交、阴陵泉、风市、膈俞、脾俞等),每次选取 2～4 个穴位为宜,常规消毒后,镊取 1～1.5cm 长羊肠线置于埋线针针管内,采用注线法将埋线针快速刺入穴位,当出现酸、麻、沉、胀等针感时,边推针芯,边退针管,将羊肠线埋填在穴位后迅速出针,用消毒棉签按压针眼止血,针孔处敷盖消毒纱布或外用创可贴。15～30 天埋线 1 次,4 次为一个疗程。

(3)临床应用　栾汝峰等选取新疆阿克苏地区第二人民医院康复科慢性湿疹患者 90 例,湿热型患者取穴足三里、水分、曲池等进行穴位埋线,并选用茵陈 120g、黄芩 60g、黄柏 90g 等中药打粉做成水丸口服;血虚脾虚夹杂湿热型患者取穴足三里、丰隆、阴陵泉等进行穴位埋线,并选用党参 150g、黄芪 200g、白术 150g、白芍 150g 等中药打粉做成水丸口服;对于瘙痒剧烈的患者,加用耳轮割治法,即采用刺血法。结果显示,治愈 34 例,显效 38 例,有效 16 例,无效 2 例,有效率为 97.78%。

【预防调护】

本病好发于夏季或季节交替之际,多见于哺乳期妇女及易过敏人群。

(1)局部护理 保持乳房清洁。对于哺乳期妇女,可根据病情严重程度建议其回乳治疗。局部应避免使用有刺激性的物品如肥皂水、热水等,并且尽量避免搔抓导致糜烂加重。对于影响日常生活者,可使用轻型镇静剂及激素类药物,以减轻局部症状。

(2)去除病因,避免病情加重 虽然目前乳头湿疹的病因尚未明确,但仍应详细询问病史,尽可能找出病因并去除。对于本身就有过敏原的患者,应告知其尽量避免接触过敏物品,并加强运动,提高自身身体素质。对于不同时期不同阶段的乳头湿疹,要采取不同的治疗方案,这样才能取得较好的疗效。

(3)定期复诊 本病易复发,故建议患者定期复诊,急性湿疹患者在治疗后1周,亚急性患者在治疗后1～2周,慢性患者在2～4周内复诊。复诊时可评估疗效、病情变化以及是否需要下一步治疗等。

(谢小红,黄　银)

参考文献

高存志,翁志洁,王岩,等.清热除湿方结合穴位拔罐放血治疗急性湿疹疗效观察.四川中医,2022,40(7):146-148.

顾锡冬,沃立科.楼丽华中医乳房病学.杭州:浙江大学出版社,2016.

郭顺,李铭,潘立群.潘立群教授辨治女性乳房湿疹经验.时珍国医国药,2021,32(12):3018-3019.

李晓涛.中西医结合治疗乳房湿疹临床分析.内蒙古中医药,2014,33(18):48-49.

栾汝峰,尹拥军,刘军,等.穴位埋线联合割治法及中药水丸治疗慢性湿疹90例.中医研究,2013,26(4):54-55.

宋婷.毫火针配合中药治疗脾虚湿蕴型慢性湿疹的疗效观察.广州:广州中医药大学,2017.

赵辨.中国临床皮肤病学.2版.南京:江苏凤凰科学技术出版社,2017.

第二节　乳房带状疱疹

乳房带状疱疹是水痘-带状疱疹病毒经再激活引起的感染性皮肤病,男女均可发病,尤其好发于年龄较大、免疫抑制或免疫缺陷的人群,中医学称之为"蛇串疮""火带疮""蜘蛛疮"。该病的直接病因是水痘-带状疱疹病毒潜伏于人体内,当机体免疫力低下时,潜伏的病毒大量激活复制,通过感觉神经轴突转移到皮肤,在神经所对应的皮节引起带状疱疹。

【病因病机】

中医学认为,本病或由情志不遂,郁久化火,肝经火热,流窜于肌肤所致;或由饮食不节,多食肥甘油腻之物,脾失健运,而致脾湿内生,湿热内蕴而致;或由正气不足,心肾不交,加之外感火热毒邪,积蕴于肌肤而发;或禀赋不足及年老体弱,血虚肝旺,湿热毒盛,气血凝滞于肌肤,而致症状剧烈而持久。

关于蛇串疮的病因,历代医家也有不同的看法。

(1)火毒炽盛　明代王肯堂在《证治准绳·疡医·缠腰火丹》中提出了火毒炽盛论:"或问:绕腰生疮,累累如珠何如? 曰:是名火带疮,亦名缠腰火丹。由心肾不交,肝火内炽,流入膀胱,缠于带脉,故如束带。"他认为本病是外感火毒积蕴于内,缠于带脉,发疮毒于外,加之心肾不交,致肝火内炽,流于膀胱,邪气盛实,毒邪扩散可由脐入腹致死。

(2)三因致疾　明代陈实功在《外科正宗》中提出:"火丹者,心火妄动,三焦风热乘之,故发于肌肤之表,有干湿不同,红白之异。干者色红,形如云片,上起风粟,作痒发热,此属心、肝二经之火,治以凉心泻肝,化斑解毒汤是也。湿者色多黄白,大小不等,流水作烂,又且多疼,此属脾、肺二经湿热,宜清肺、泻脾、除湿,胃苓汤是也。腰胁生之,肝火妄动,名曰缠腰丹,柴胡清肝汤。外以柏叶散、如意金黄散敷之。"本病可根据不同的症候分经而治,创面干燥且色红鲜艳者属于心肝二经,而湿润且色黄白者属于肺脾二经,湿热积蕴所致。

【诊断依据】

诊断依据参照 2014 年中华中医药学会皮肤科分会发布的《蛇串疮中医诊疗指南》(2014 年修订版)。

乳房带状疱疹是成簇水疱沿乳房呈带状分布,且伴有不同程度的疼痛为特征的皮肤病。本病最常见于免疫力低下的中老年人,男女、儿童等均可发病,典型的皮损是在红斑基础上出现绿豆到黄豆大小簇集成群的水疱,累累如串珠,周围绕以红晕,排列如带状,聚集一处或数处,疱群之间的皮肤正常。

1.临床表现

(1)该病可由过劳、情绪波动、恶性肿瘤、免疫抑制剂治疗和器官移植等诱发。皮疹出现前常先有皮肤疼痛、麻木、瘙痒和感觉异常,可伴有低热、少食、倦怠等症状。

(2)皮损是在红斑基础上出现绿豆到黄豆大小簇集成群的水疱,累累如串珠,周围绕以红晕,排列如带状,聚集一处或数处,疱群之间的皮肤正常。疱液初始透明,后变浑浊,重者可有血疱或坏死。经 5～10 天疱疹干燥结痂。痂皮脱落后,遗留暂时性淡红色斑或色素沉着,愈后一般不留瘢痕。

(3)皮损好发于一侧胸胁,累及乳房皮肤,一般不超过正中线。患者自觉皮损局部疼痛明显,老年体弱者常常疼痛剧烈,且扩大到皮损范围之外,有的皮损消退后可遗留长期的神经痛。

(4)病程一般 2～3 周,老年患者为 3～4 周。该病后遗症以神经痛最为常见且难以控制,此外还会出现肉瘤样瘢痕或肉芽肿性瘢痕、细菌感染导致皮肤坏死及乳房进一步恶变等并发症。

2.实验室检查

(1)血常规　根据带状疱疹的典型临床表现即可诊断。对于不典型病例,必要时可采用 PCR 检测疱液中带状疱疹 DNA 及酶联免疫吸附试验测定血清中带状疱疹特异性抗体等方法辅助诊断。目前国内尚缺乏标准化的诊断试剂,因此其应用较为局限。

(2)组织培养　组织培养可发现带状疱疹病毒。

(3)免疫荧光检验　在血清中补体结合抗体和水疱中水痘-带状疱疹病毒抗原,疱液涂片检验可见多核气球状细胞,电子显微镜观察可迅速确定水痘-带状疱疹病毒。

【鉴别诊断】

乳房带状疱疹需与热疮相鉴别。

热疮是指发热或高热过程中所发生的一种急性疱疹性皮肤病,常见于高热病后,且多发生于皮肤黏膜交界处。皮疹为针头大小至绿豆大小的水疱,疱壁薄,易破裂,常聚集一处;1 周左右痊愈,易复发。诊断时,可从疼痛程度以及发病部位与热疮相鉴别。对于特殊类型或发生并发症的带状疱疹,诊断有困难时,可通过实验室检查来确诊。

【辨证论治】

1.肝经郁热证

证候:皮损鲜红,灼热刺痛。可伴有口苦咽干,烦躁易怒,便干溲黄。舌质红,苔黄,脉弦、滑或数。

治法:清肝泻火,凉血解毒。

方药:龙胆泻肝汤。常用龙胆草、黄芩、车前子、柴胡、通草、地黄、当归、栀子、泽泻等。疼痛明显者,加延胡索、川楝子、乳香、没药;大便秘结者,可随症加大黄;火毒重者,加金银花、连翘、大青叶等。

2.脾虚湿蕴证

证候:皮损颜色淡红,疼痛或轻或重。可伴渴不欲饮,食少腹胀,大便时溏。舌质淡胖,苔白,脉沉或滑或濡。

治法:健脾化湿,清热解毒。

方药:除湿胃苓汤加减。常用苍术、厚朴、薏苡仁、陈皮、枳壳炒、白术、土茯苓、泽泻、茯苓、栀子、萆薢、炙甘草等。疼痛明显者,加延胡索、川楝子、乳香、没药;不思饮食、腹胀便溏、脾虚症状突出者,加党参、山药、砂仁等。

3.气滞血瘀证

证候:皮疹消退后局部仍疼痛不已,难以忍受,并可放射至附近部位。可伴有胸胁脘腹胀闷,或有痞块,时散时聚。舌质淡或紫暗或有瘀斑,苔白或黄,脉弦涩或弦细薄。

治法:理气活血,通络止痛。

方药:血府逐瘀汤合金铃子散加减。常用桃仁、红花、当归、川芎、白芍、丹参、郁金、王不留行、延胡索、川楝子、香附、柴胡、陈皮、枳壳、炙甘草等。疼痛明显者,加全蝎、乌梢蛇、蜈蚣等;不思饮食、腹胀便溏、脾虚症状突出者,加党参、山药、砂仁等;心烦失眠者,加石决明、栀子、酸枣仁等;肢体沉重麻木者,加独活、防风、路路通等;气虚体弱者,加黄芪、党参、鸡血藤等。

【外治疗法】

中医外治法在乳房带状疱疹的治疗中发挥着重要作用。本病可从早期的肝郁气滞、中期的脾虚湿滞以及中后期的气滞血瘀三个阶段进行分期论治。

1. 针灸治疗

(1)适应证　各期乳房带状疱疹。

(2)操作方法　①操作者双手消毒,暴露施针部位并进行消毒。②不同的时期可选用不同的针灸方法。(i)局部围刺联合火罐放血法:皮损局部围针、浅刺,在疱疹带的头、尾各刺一针,两旁则根据疱疹带的大小选取数点,向疱疹带中央沿皮平刺,或用三棱针点刺疱疹及周围后拔火罐(若皮损的区域面积有限,操作不便利,则可换用针管吸取),每罐出血 3～5ml,并可加之夹脊穴向脊柱方向斜刺 1.5 寸,行捻转泻法。(ii)火针法:用碘伏消毒,在疱疹起止的两端及中间选定治疗部位,根据疱疹簇的大小确定所刺针数,以簇中疱疹数量的 1/3～1/2 为宜,进针深度以针尖刺破疱疹,达到其基底部为度。对于较大的脓疱或血疱(即直径＞0.5cm 者),用粗火针点刺,刺后加拔火罐。③疗程为就诊的前 3 天每日 1 次,之后隔日 1 次。

(3)相关要点　①注意休息,加强营养,不可食用肥甘厚味之物,并注意保暖,勿受寒凉。②注意人文关怀。除了保护隐私之外,温馨的场所、适合的室温,甚至是操作中与患者进行语言交流,也能够起到积极的疗愈作用。

(4)临床应用　李俊选择 2017 年 1 月—2018 年 6 月在沈阳市第二中医医院皮肤科就诊的 96 例符合蛇串疮诊断、纳入标准的患者,随机分为治疗 1 组与 2 组,每组 48 例。治疗 1 组为对照组,给予阿昔洛韦片、维生素 B_1 片,外涂阿昔洛韦乳膏,予自拟活血止痛方(柴胡 15g,白芍 15g,川芎 20g,陈皮 15g,香附 20g,当归 15g,川楝子 10g,延胡索 15g,乳香 10g,没药 10g,红花 15g,桃仁 15g,白术 15g,甘草 10g,鸡血藤 30g,钩藤 15g,生地黄 15g,牡丹皮 15g)。治疗 2 组为观察组,在治疗 1 组基础上,减阿昔洛韦乳膏,加用针刺,取病变侧脊髓节段的夹脊穴,每日 1 次,每次 30 分钟。两组均治疗 10 天。结果显示,在治疗第 5 天,治疗 2 组视觉模拟量表(VAS)评分优于治疗 1 组,且差异有统计学意义($P \leqslant 0.05$);在治疗第 10 天,VAS评分与中医疗效评价比较,治疗 2 组均明显优于治疗 1 组,且差异有统计学意义($P \leqslant 0.01$)。

2. 中药湿敷疗法

(1)适应证　乳房带状疱疹各期。

(2)操作方法　准备药材,加清水 2000ml 煮开 5 分钟,然后改用中火煮 15 分钟,将药液倒出等待自然凉凉,温度以皮肤适应为度。用棉质纱布浸湿药液,敷于患处 20 分钟左右,每日 2 次。

(3)临床应用　罗茂等将重庆市渝北区人民医院 2018 年 7 月—2020 年 7 月收治的 100 例急性期带状疱疹患者随机均分成试验组和对照组,每组 50 例。两组在常规治疗基础上,对照组加用 3% 硼酸溶液湿敷,试验组加用复方黄柏液及 3% 硼酸溶液交替湿敷,每次 20 分钟,每日 4 次,连续 14 天。结果显示,试验组治疗前后皮损评分为(9.72±2.84)VS(1.48±1.02),对照组治疗前后皮损评分为(9.62±2.76)VS(3.86±1.03),差异均有统计学意义($P<0.05$)。此外,无论是皮疹止疱时间,还是结痂时间、愈合时间,试验组均短于对照组,且试验组出现皮损继发感染的概率更低($\chi^2=4.762,P=0.029$)。

3. 中药熏蒸疗法

(1)适应证　乳房带状疱疹各期。

(2)操作方法　中药处方一次药量:蒲公英 10g,菊花 10g,金银花 5g,连翘 5g,地丁 5g,黄柏 5g,夏枯草 10g。将上药倒入清洁容器内,以刚沸之水浸泡,以蒸汽熏蒸患处,或者选择熏蒸治疗仪器进行熏蒸。每次 15~20 分钟,每天 2~3 次。每次治疗结束后以温水适当清洁熏洗部位即可。冬季水温下降较快时可以添沸水1 次。

(3)相关要点　需要特别关注蒸汽温度,以免烫伤。

(4)临床应用　梁天山等将 2012 年 1 月—2013 年 12 月在广州市红十字会医院诊断为带状疱疹的 80 例住院患者随机分为对照组和治疗组两组,每组 40 例。对照组采用阿昔洛韦注射液静脉滴注,治疗组在对照组基础上联合中药熏蒸治疗,两组均治疗 10 天,观察并比较两组的治疗效果。结果显示,治疗结束后,治疗组治愈 35 例(87.5%),对照组治愈 26 例(65%),两组比较,差异有统计学意义($\chi^2=5.59,P<0.05$)。比较两组治疗后止痛时间、止疱时间、结痂时间以及 VAS 评分,治疗组均优于对照组,且差异均有统计学意义($P<0.05$)。

4. 耳穴压豆

(1)适应证　乳房带状疱疹各期。

(2)操作方法　患者取仰卧位,全身放松。对操作侧耳廓进行清洁消毒。先用探针给予排查,寻找敏感点。以脱敏胶布将王不留行籽固定在所选耳穴的敏感点,按压,以耳廓发热胀痛为度,共 10 次左右,每次 5 分钟,每次贴 1 耳,每日 1 换,双耳交替,7 日为一个疗程。一般选择耳穴内分泌、皮质下、心、肺、肝、大肠、胃、面颊区穴位。

(3)相关要点　耳穴压豆作为一种独立的外治手段,患者可在治疗后将王不留行籽带回家,并适时自行按压,以增强疗效。

(4)临床应用　常丽等将 2010 年 3 月—2011 年 7 月徐州市中医院确诊为带状疱疹的 72 例患者随机分为对照组和观察组(各 36 例),两组都予以内服中草药汤剂、外用炉甘石洗剂,观察组联合耳穴贴压并予以相应的护理措施,10 天为一个疗程。结果显示,观察组的总有效率和治愈率均显著优于对照组($P<0.05$),止疱、

止痛、结痂起效时间明显短于对照组($P<0.01$),后遗神经痛的发生率明显低于对照组($P<0.05$)。

【预防调护】

1.做好局部护理,保持局部清洁,防止继发感染。对于影响日常生活者,也可使用镇静剂及激素类药物,以减轻局部症状。

2.调畅情志,保持良好的精神状态,情绪开朗,心气调和,忌恼怒。

3.加强饮食管理。饮食宜清淡,忌食过于辛辣刺激及肥甘厚味的食物,多食高蛋白、瓜果蔬菜等促进修复。

(谢小红,黄　银)

 参考文献

常丽,郭盈盈,王凌侠.中药联合耳穴压豆治疗带状疱疹疗效观察及护理.求医问药(下半月),2011,9(11):202-204.

程宏斌,伍景平,王岷珉.从中医古籍角度试论蛇串疮病因病机.四川中医,2016,34(10):21-22.

顾锡冬,沃立科.楼丽华中医乳房病学.杭州:浙江大学出版社,2016.

李俊.针刺放血联合自拟中药治疗蛇串疮临床观察.光明中医,2019,34(8):1244-1246.

梁天山,吴艳华,李其林.中药熏蒸联合阿昔洛韦静脉滴注治疗带状疱疹40例疗效观察.皮肤性病诊疗学杂志,2014,21(4):308-310.

罗茂,袁睿,田超群.复方黄柏液湿敷治疗带状疱疹急性期皮损临床观察.光明中医,2022,37(9):1601-1604.

赵辨.中国临床皮肤病学.2版.南京:江苏凤凰科学技术出版社,2017.

第十三章 其他乳房疾病

本章重点讲述乳头皲裂和乳房静脉炎。乳头皲裂常发生于哺乳期早期,初产妇哺乳时常痛如刀割,且易并发乳头炎、乳晕炎或乳腺炎。乳房静脉炎是发生于乳房部的浅表性血栓性静脉炎症。因乳房位于前胸部,其浅静脉与胸壁浅静脉有不可分割的联系,故乳房血栓性浅静脉炎与胸腹壁血栓性浅静脉炎实属同一种疾病,只是将部位划分得更严格。

中医外治法在乳头皲裂及乳房静脉炎的治疗中发挥着重要作用。针对疾病的不同时期、不同证型,分别采用对应的中医外治疗法,配合中药内服,可以起到事半功倍的效果。

第一节 乳头皲裂

乳头皲裂,又称乳头破碎,是哺乳期常见病之一,好发于初产妇,中医学称之为"乳头风"。产妇乳头皲裂的发生受产妇、婴儿、乳头本身等因素的影响。该病的特点是多发生于乳头和乳晕部位,皮肤破裂,哺乳时痛如刀割;发生糜烂时伴有瘙痒不适。乳头皲裂不仅会降低产妇母乳喂养率,且常并发乳头炎、乳晕炎或乳腺炎。因此,积极预防乳头皲裂,对预防乳房部的炎症具有重要的临床意义。

【病因病机】

中医学认为,乳头风多因妇人情志不畅,暴怒抑郁,肝郁气滞,气血、乳汁蕴结,郁而化热,热结乳头肝经而发病;或产后饮食不节,膏粱厚味,脾不健运,肝失疏泄,致气血、乳汁与湿相搏化热,聚于乳头肝经而发病。清代高锦庭在《疡科心得集·

辨乳痈乳疽论》中载："乳头风,乳头干燥而裂,痛如刀刺,或揩之出血,或流黏水,或结黄脂,此由暴怒抑郁,肝经火邪不能疏泄所致,胎前产后俱有之。"

另外,乳头损伤后,乳汁分泌过多,外邪浸淫乳头及乳晕周围皮肤,引起糜烂;或婴儿口腔有炎症,哺乳过程中又将乳头咬破;或产妇乳头皮肤柔嫩,易被衣物擦伤;或乳头发育不良(内陷或短小等),婴儿吮吸用力或急于纠正而发生损伤。

概括其病因病机主要有:

(1)肝经火旺　七情内伤,肝气郁结化火,不得疏泄,搏于乳头而成。

(2)肝脾湿热　饮食不节,致脾不健运,肝失疏泄,气机运行不畅,气血、乳汁与湿相搏化热,聚于乳头肝经而成。

(3)外伤所致　哺乳期妇女乳头娇嫩,不耐小儿强力吮吸而致乳头损伤感染。

【诊断依据】

1. 临床表现

(1)乳头皲裂好发于产后哺乳期,以初产妇多见。

(2)乳头或乳晕部疼痛,伴皮肤破裂;或流脂水或有结痂,常为燥裂性疼痛,小儿吮乳时,疼痛剧烈如刀割,难以忍受。

(3)乳头或乳晕表面有小裂口和溃疡,裂口和溃疡面大小不等。上皮浸软后可表现为糜烂状,分泌脂水,干后结成黄痂皮,裂口深者可引起出血。乳头的裂口多是放射状,可呈环形或垂直形。

(4)乳头皲裂常见并发症主要有乳房湿疹、乳头炎、乳晕炎、乳腺炎、乳房脓肿。

(5)常伴有先天性的乳头内陷或乳头过短畸形。

2. 实验室检查

(1)血常规　白细胞计数及中性粒细胞计数是感染最常见的指标,白细胞计数及中性粒细胞计数升高提示急性感染的可能,在 $10.0 \times 10^9 / L$ 以上时需要特别注意。

(2)C反应蛋白(CRP)　CRP检验在诊断细菌性感染疾病中具有重要的临床意义,类似白细胞计数,且更敏感,结果稳定。CRP可在数小时内迅速增高,并随病情好转而缓慢下降至正常。但是CRP的数值与疾病严重程度不相关,部分患者炎症明显好转后检测CRP仍提示偏高。

(3)细菌培养+药敏试验　对患者乳汁进行细菌培养及药敏试验,根据结果指导临床抗菌药物选择。乳汁培养可以选择双侧同时进行。对于体温高于39℃者,可同时进行血培养和药敏试验。

(4)降钙素原(PCT)测定　PCT可反映全身炎症反应的活跃程度,当发生严重细菌感染或脓毒血症时,血浆中 PCT 水平升高。局限性的细菌感染、轻微感染和慢性炎症不会导致 PCT 水平升高。

【鉴别诊断】

乳头皲裂需与乳头湿疹样癌和乳头湿疹相鉴别。

(1)乳头湿疹样癌 该病多发生于非哺乳期,初起有乳头刺痒和灼痛、乳头表面糜烂、流水结痂、脱屑,反复发作,时轻时重;晚期可引起乳头凹陷、局部坚硬、皮色紫暗,细胞学检查和病理学检查可帮助诊断。

(2)乳头湿疹 该病多发生于中青年妇女,常双侧同时发病,有急、亚急及慢性之分,皮损有丘疹、水疱、渗出、糜烂及脱屑,自觉瘙痒,但无裂口和剧痛。

【辨证论治】

1.肝经火旺证

证候:乳头和乳晕部潮红,燥裂性疼痛,有较深的裂口,揩之出血。伴口苦咽干,烦躁易怒,头晕目眩。舌质红,脉弦数。

治法:清肝泻火。

方药:龙胆泻肝汤加减。常用龙胆草、黄芩、山栀子、车前子(包煎)、泽泻、柴胡、生地黄、木通、生甘草。口苦咽干者,加玄参、夏枯草以养阴清肝火;胸闷不舒者,加郁金、香附以行气解郁;头晕目眩者,加钩藤、菊花以清热平肝。

2.肝脾湿热证

证候:乳头及乳晕部有裂口,痛痒交作,脂水浸渍,并有糜烂,结黄痂。伴胸闷,倦怠,大便秘或溏,口渴不多饮。舌质红,苔黄腻,脉滑数。

治法:清热利湿。

方药:萆薢渗湿汤加减。常用萆薢、薏苡仁、黄柏、茯苓、牡丹皮、泽泻、滑石、通草。乳头糜烂者,加苦参、白鲜皮以清热燥湿;黄痂阻塞乳窍者,加王不留行、丝瓜络、路路通以活血通络;胸闷倦怠者,加八月札、佛手、茯苓以疏肝健脾。

【外治疗法】

治疗乳头皲裂时大多数选择局部外治法,即通过应用油剂、油膏剂、粉剂、维生素制剂、中药配伍及其他方式来覆盖和保护伤口,促进创口的愈合和恢复。"外治之理,即内治之理,外治之药,即内治之药,所异者法耳。"

1. 油剂外敷法

(1)适应证　单纯乳头或乳晕部破裂,干燥结痂。此外,也可用于预防乳头皲裂。

(2)操作方法　①蛋黄油:取新鲜鸡蛋 500g,放在煮锅内,加水至刚刚淹没鸡蛋,煮沸 30 分钟,取蛋去壳,剥去蛋白,将蛋黄放入铁锅内,文火烧 1~2 小时,不断翻炒,直到出现蛋黄油;然后将蛋黄倒在无菌纱布中,稍加挤压,使蛋黄油流出,再对蛋黄油进行消毒灭菌,盛入无菌容器内备用。蛋黄油具有解毒消肿、敛疮生肌的功效,同时可润滑黏膜,隔绝外来的刺激,减轻局部疼痛,促进创面愈合,而且其来源广泛,制作简便。②小麻油:哺乳后立即用棉签蘸小麻油涂搽乳头,下次哺乳前用温开水清洗。小麻油是一种高级食用油,渗透作用强,涂搽于乳头表面能维护其上皮组织,促进局部血液循环,达到修复组织的作用。小麻油经济实用,而且无毒副作用。③防皲油:将蜂蜡(为蜜蜂窝提纯后的产物,主要成分是蜂蜜)和香油按 1∶2 的比例加入小酒杯内放在锅里蒸,10 分钟左右取出,用牙签搅成糊状备用。每次哺乳完毕用手蘸少许抹于乳头及乳晕部,以滋润皮肤。④双黄油:用医用棉签取适量双黄油(大黄 20g,黄柏、白芷各 50g,麻油 100ml。研成细末后,放入煮沸的麻油中,过滤去除杂质),外涂于患处。双黄油中大黄清热泻火,属肝经;黄柏清热燥湿,解毒疗疮;白芷排脓生肌,活血止痛。麻油作为赋形剂,不但气味芳香,无结块发硬之弊,而且不易发生过敏反应。

(3)相关要点　慎用于皮肤敏感者,如发生不良反应,立即停用。

(4)临床应用　谭世卿用蛋黄油共治疗乳头破裂 40 余例,效果满意。典型病例如下:王某,女,24 岁。产后乳汁不行,乳头内缩,因吮吸过度,加之乳头皮肤柔嫩,致乳头破裂。喂奶时疼如刀割,前来就诊。对患处进行常规消毒,每日用蛋黄油搽患处 3~4 次。如有炎症,可配绿药膏并用,一般 1~3 日痊愈。用该法 4 次减轻,3 日内痊愈。

2. 膏剂外搽法

(1)适应证　单纯乳头皲裂或糜烂溃疡结痂渗液不多者。膏剂具有柔软、滑润、无板硬粘着不舒服的优点,尤其适用于病灶凹陷折缝之处。

(2)操作方法　①纯羊脂膏:羊毛脂是从羊皮肤表面保护层的羊毛皮脂腺分泌产生的类脂类物质,又称羊毛油脂。纯羊脂膏是由绵羊油脂腺分泌的天然纯羊毛脂提炼,再经过清洗、脱色和除臭获得的纯净蜡状物质,是高纯度、低过敏性、低杀菌浓度、无嗅无味的无水化合物。纯羊脂膏涂擦于乳头皲裂处,能维持乳头和乳晕的湿润环境,促进新皮肤组织的形成,缩短愈合时间,有效解决乳头干燥、疼痛等问题,且疗效显著,无毒副作用,安全可靠。②湿润烧伤膏:在患侧乳头局部外涂湿润烧伤膏创面暴露治疗,4~6小时涂药1次,药膏厚度不超过1mm。每次换药前,将残留在创面上的药物及液化物拭去。其主要成分有黄芩、黄柏、黄连等,对末梢血管及肌肉具有一定的保护和治疗作用,能明显促进皮肤毛细血管的血液循环,同时能保持创面生理湿润环境,消炎,去腐生肌,促进病变组织愈合。③硼蜜膏:取硼砂0.6g(研成细末),再加蜂蜜3g,调匀,放入干净的锅内蒸15~20分钟,待凉后入瓶备用。用干净的淡盐水洗净患处,涂上硼蜜膏,每日3~4次。硼砂外用能起到清热解毒的作用;蜂蜜入药,能润燥,缓可去急,故能止疮疡痛。两者伍用,能起到祛腐生肌、解毒消肿、痛止愈合的目的。不足处是涂药期间暂停哺乳,如需哺乳,先洗净为宜。④唇膏:唇膏是生活中常见的生活用品,常用于保护口唇,防治口唇的皲裂,同理可用于治疗乳头皲裂。其主要成分是凡士林、维生素E、薄荷、樟脑、芦荟、羊毛脂等,具有滋润保湿,防止皮肤粗糙、开裂的作用,还可以消炎、镇痛和促进伤口愈合。但是唇膏主要用于预防皲裂的发生。⑤白玉散:复方白玉散由白芷、白及、石膏及冰片等成分组成的颗粒,混合蜂蜜调制成膏状而成,将适量复方白玉散均匀涂抹于乳头皲裂处,保持操作轻柔,且涂抹应覆盖创面(通常为乳头及周缘2cm乳晕),并取用适宜的防护药杯扣于乳头上实施固定。5天为一个疗程。

(3)相关要点 凡皮肤湿烂或疮口腐化已尽,膏剂应薄且勤换,以免脓水浸淫皮肤。目前调制油膏大多使用凡士林等,若发生刺激性皮炎或对药物过敏,则应停止使用并改用其他药。如膏剂用于溃疡腐肉已脱、新肉生长时,摊贴宜薄,若过于厚涂,则会导致肉芽生长过剩而影响疮口愈合。每次涂抹前,需用无菌棉签将上次残留的药物轻柔地拭去。

(4)临床应用 郑丰丰等回顾性分析2021年6月—2022年6月经湖里区禾山街道社区卫生服务中心产后病例随访的120例乳头皲裂产妇,按实施干预方案不同分为对照组和观察组,每组60例。对照组予以常规干预,观察组在对照组基础上予以集乳器指导配合白玉散外敷干预,比较两组临床疗效、术后康复及喂养情况。结果显示,观察组的有效率为90.00%,高于对照组的75.00%($P<0.05$);观察组的止痛时间、皮损愈合时间短于对照组($P<0.05$);观察组的喂养情况优于对照组($P<0.05$)。综上可知,对于产后乳头皲裂产妇,使用集乳器指导配合白玉散外敷干预可获确切疗效,术后康复加快,且纯母乳喂养率有所提高。

3.散剂外掺法

(1)适应证 乳头皲裂引起炎症,溃疡糜烂渗液较多时。

(2)操作方法 ①白及粉:取白及50g(干品)碾成细粉装瓶备用。用时取白及粉、凡士林各适量调和成膏,先用温水清洗乳头,再用棉棒蘸药涂患处,每日3~4次。《景岳全书》载白及"味苦涩,性收敛,微寒。……治痈疽败烂恶疮,刀箭汤火损伤,生肌止痛,俱可为末敷之"。白及性味苦涩微寒,凉血解毒,收敛生肌,具有良好的局部止血生肌作用,可以促进创面肉芽的生长与愈合。②天花粉:选用天花粉30g,研细末,用鸡蛋清调和后备用。用时取 1∶5000 高锰酸钾溶液洗涤乳头,再涂上天花粉调之膏,每次哺乳前要洗净乳头。《景岳全书》载天花粉"味苦,性寒。气味颇轻,有升有降,阴中有阳。最凉心肺,善解热渴,大降膈上热痰,消乳痈肿毒痔瘘疮疖,排脓生肌长肉……"天花粉既能清热泻火解毒,又能消肿排脓而疗疮;鸡蛋清具有泻火和收敛的功能。两者调和运用,共奏清热泻火疗疮和收敛之功效,再加上外用高锰酸钾液清洗乳头,可增强疗效。③乳风散:制乳香、煨乌梅、制马勃各15g,汉三七 6g,浙贝母 12g,蜈蚣 3 条。先将马勃用文火烘干,乌梅烧灰存性,乳香研至极细,然后将上药共研细面,混合均匀,储于瓶内备用。用时先将患处用生理盐水洗净,然后用消毒棉球将药粉扑于患处。每日 12 次,每次约用药面 1g,哺乳妇女可增至每日 3 次,并于每次哺乳前将乳头用生理盐水洗净,避免婴儿吸入。

(3)相关要点 所用药物过敏者慎用。

(4)临床应用 李生安回顾性研究用自拟乳风散治疗的 35 例乳头皲裂患者,比较治疗前与治疗后临床症状及疼痛减轻程度。结果显示,痊愈(临床症状消失,自觉无任何苦楚)33 例,占 94%;显效(临床症状大部分消失,哺乳时微有痛感)2例,占 6%。

4. 中药贴敷法

(1)适应证 乳头皲裂各个时期。

(2)操作方法 ①冰黛糊剂:取冰片 3g、白矾 2g 放入 100ml 生理盐水中,充分溶解,用药时取饱和溶液适量。取等量煅石膏、青黛放入冰矾溶液中,搅拌均匀,以棉棒取药时不呈滴流下为度,外涂于患处。青黛清热解毒、凉血消肿,冰片清热止痛、消肿、防腐生肌,白矾解毒杀虫、收湿止痒,煅石膏清热收湿、敛疮生肌。冰黛糊剂可快速止痛,使创面上皮迅速生长,且对母婴无毒副作用。②云南白药:取云南白药适量,将保险子 1 粒研末与白药粉混匀,每次取少量用香油调和成糊状涂于乳头及乳晕处,哺乳前用温水洗净。云南白药具有消肿镇痛、活血化瘀、祛腐生肌等功效,并具有广谱抗菌作用。云南白药不仅可改善微循环障碍,减轻损伤部位水肿及渗出,解除疼痛,而且还可促进损伤部位上皮生长、再生、修复。③自拟方:白芷10g,白及 10g,当归 10g,三七 5g,甘草 5g。上药研为极细粉末备用,用蜂蜜或香油将上药适量调成糊状,用干净毛巾湿敷后将上药涂于患处,每日 3~4 次,哺乳时用香油擦掉。本方具有祛风散结、活血化瘀、消肿止痛、祛腐生肌功能,方中白及有促进上皮组织修复的作用;白芷可活血排脓、生肌止痛;三七有止血和活血化瘀双重调节功能;当归补血和血,能改善局部病变的营养状态;甘草调和诸药;加蜂蜜或香油则起到湿润、保护作用。

（3）相关要点　对于过敏体质患者，需要关注皮肤过敏；每贴贴敷时间以 6～24 小时为宜，到时即予以更换。每次涂抹前，需用无菌棉签将上次残留药物轻柔地拭去。另外，对于有皮肤破溃的患者，局部注意无菌原则或者避开操作。

（4）临床应用　李洁等观察并比较复方黄柏液及黄连消肿膏外敷方案治疗乳头风的临床疗效，按随机数字表法将 164 例乳头风患者分为治疗组和对照组（各 82 例）。治疗组给予复方黄柏液及黄连消肿膏外敷治疗，对照组给予苯扎氯铵溶液及外用冻干重组人酸性成纤维细胞生长因子外敷治疗，两组均平均每 3 小时更换纱布 1 次，连续观察 10 天。结果显示，治疗组痊愈 65 例，好转 10 例，无效 7 例，总有效率为 91.5%；对照组痊愈 51 例，好转 14 例，无效 17 例，总有效率为 93%。两组比较，治疗组临床总有效率显著高于对照组，且差异有统计学意义（$P<0.05$）。

5. 湿敷疗法

（1）适应证　乳腺炎辨证为寒凝血瘀证的患者。

（2）操作方法　①康复新液：将康复新液用纱布浸湿外敷，通过直接给药的方式局部应用。外敷可增加药液与创面接触时间，大大延长药物对创面的作用时间，促进组织吸收，充分发挥药效。康复新液具有局部抗菌作用，发挥解毒、去腐、生肌的功效，可以修复皲裂的乳头上皮。②生肌玉红纱条：生肌玉红纱条制备——取一无菌搪瓷方盘，将预先消毒的纱条（大、中、小号）放入盘中；将麻油 1kg 加热至沸，稍凉加入生肌玉红膏 0.5kg 使其溶化，趁热加入搪瓷方盘的纱布块中，并不断用无菌镊子挤按纱条，直至全部纱条均匀地把药液完全吸收，变成紫红色为止。生肌玉红膏的主要成分有当归 100g，白芷 100g，甘草 50g，血竭 30g，轻粉 30g，紫草 100g，蜂蜡、麻油等，具有使创面上皮迅速生长的作用，为创面提供湿润的生理环境，避免创面细胞干裂、脱水；改善创面及周围组织的微循环。③加味玉屏风散中药煎剂：汤剂涂抹乳头，于孕 37 周始至产后 7 天连续使用。

（3）相关要点　纱布从药液中捞出时，要拧挤得不干不湿，恰到好处。过干效果不好，过湿则药液漫流至他处。药液不要太烫，防止烫伤。在采用湿敷疗法的同时，还可根据病情适当配合熏洗、药物内服和针灸等疗法，以增强疗效。

（4）临床应用　冯国芳等研究中药汤剂——加味玉屏风散中药煎剂的疗效，分为产前干预组、产后干预组、空白对照组三组。将汤剂涂抹于乳头，于孕 37 周始至产后 7 天连续使用，能有效降低乳头皲裂的发生率，由干预前的 25.56% 降至 10.53%；能有效减轻婴儿吸吮造成的乳头疼痛，间接提高了 6 个月内的纯母乳喂养率，产后 6 个月纯母乳喂养率从 34.44% 提高到 65.26%。加味玉屏风散中药汤剂能够减少产妇哺乳的不适，提升产妇母乳喂养的自信心，对产后尽快泌乳以及延长哺乳时间、提高母乳喂养率具有重要的意义;同时,对缓解乳头疼痛或减少乳头皲裂比乳汁的预防效果显著。

【预防调护】

1.本病的预防应从妊娠期开始。妊娠后期应经常顺乳络方向柔和地按摩、提拉乳头,使其局部皮肤增厚,减少乳头破裂的发生。当皲裂发生并局部施药后,宜用护罩或消毒纱布遮盖乳头,以保持其清洁,避免内衣擦伤。

2.养成良好的哺乳习惯。注意乳头的清洁卫生,哺乳后用温开水或生理盐水清洗乳头,避免婴儿含乳而睡,同时注意婴儿的口腔卫生。

3.加强饮食管理,哺乳期忌食肥甘厚腻之品。保持排便通畅。

4.调节情志,忌恼怒忧郁,保持心情舒畅。

(高秀飞,宋佳青)

参考文献

冯国芳.加味玉屏风散煎汤外用对乳头皲裂预防效果的研究.杭州:浙江大学,2015.

李洁,魏巍.复方黄柏液及黄连消肿膏外敷治疗乳头风疗效观察.山西中医,2019,35(3):46-47.

李生安.乳风散治疗乳头皲裂症35例.中医杂志,1980(11):78.

林毅,唐汉钧.现代中医乳房病学.北京:人民卫生出版社,2003.

刘雨欣,赵斌,冯龙,等.中药外敷治疗哺乳期乳头皲裂的meta分析.中国当代医药,2022,29(30):7-11.

陆德铭.实用中医乳房病学.上海:上海中医学院出版社,1993.

马禄均.实用中医乳房病学.北京:人民卫生出版社,1993.

谭世卿.蛋黄油治疗乳头破裂.中国民间疗法,2005,13(11):60.

张晓苗,裴晓华,肖金禾,等.乳头皲裂应用外治法治疗的研究进展//2016年中华中医药学会外科分会学术年会论文集,2016:223-228.

郑丰丰,蔡东妙.集乳器指导配合白玉散外敷对产后乳头皲裂的干预效果研究.中国药物滥用防治杂志,2022,28(11):1667-1670.

第二节 乳房静脉炎

乳房静脉炎是发生于乳房部的浅表性血栓性静脉炎症,又称 Mondor 病。乳房的浅静脉在乳房皮下,经皮肤可透见,在皮下结成静脉网,并在乳晕部结成围绕乳头的吻合环。因乳房位于前胸部,其浅静脉与胸壁浅静脉有不可分割的联系,故乳房血栓性浅静脉炎与胸腹壁血栓性浅静脉炎实属同一种疾病。该病好发于 30~50 岁的妇女,归属中医学"恶脉"范畴。血瘀气滞是乳房静脉炎发生的主要病机。该病的主要临床特征是乳房部皮下条索状硬结。

【病因病机】

中医学认为,恶脉病多因寒邪外侵,乳房经络遇寒凝滞不通,寒凝血瘀卫气不得复返而形成条索状肿物,发为本病;或因情志不畅,肝气郁结,气滞血瘀,阻于脉络或郁久化热,瘀热阻于脉络,发为本病。《肘后备急方》曰:"恶脉病,身中忽有赤络脉起如蚯蚓状,此由春冬恶风入络脉之中,其血瘀所作。"

另外,临床上本病多有外伤及局部手术史,乳络损伤,气行不畅,气滞血凝,瘀阻脉络,不通则痛。

概括其病因病机主要有:

(1)寒邪外侵 外感寒邪是乳房静脉炎发生的主要病因。乳房经络遇寒凝滞不通,寒凝血瘀卫气不得复返而形成条索状肿物。

(2)肝郁化热 妇女因情志不畅,肝气不畅而郁结,气滞血瘀,阻于脉络或郁久化热,瘀热阻于脉络,发为本病。

(3)外伤 因外伤及局部手术史,乳络损伤,气行不畅,气滞血凝,瘀阻脉络,引起乳房静脉炎。

【诊断依据】

1.临床表现

(1)好发年龄为 30~50 岁,20 岁以下极为少见。

(2)可在一侧或者双侧乳房的皮下出现条索状的肿物,其直径 1~3mm,长 5~15cm,质地略硬,可与皮肤粘连。用两手指将条索状肿物两端拉紧时,可出现一条皮肤凹陷性浅沟。

(3)有轻度自发痛、压痛或牵扯痛。局部无红肿现象,亦无全身症状。

2.实验室检查及其他辅助检查

血常规及免疫功能检查检验对诊断无意义。

【鉴别诊断】

乳房静脉炎需与肋骨骨膜炎、肋间神经痛、胸腹壁挫伤及胸腹壁淋巴管炎相鉴别。

(1)肋骨骨膜炎　乳房位于胸前第 2、3 和第 6、7 肋骨水平之间,肋骨骨膜炎疼痛可反射引起乳房相应部位的疼痛。疼痛程度不一,但压痛部位较固定是肋骨骨膜炎的临床特点,尤其是肥大松弛的乳房在变动体位时,压痛仍在原部位。

(2)肋间神经痛　肋间神经痛是一种放射性疼痛,可沿神经走向出现,疼痛部位不固定、无明显的压痛点为其临床特点。

(3)胸腹壁挫伤　有明显的外伤史,挫伤的部位早期可见皮肤颜色改变,随时间推移可恢复正常,但疼痛尤其是局部压痛可持续较长时间。

(4)胸腹壁淋巴管炎　发生于四肢的淋巴管炎中医学称为"红丝疔"。浅表淋巴管炎可沿淋巴管走向见红丝线,深部的淋巴管炎可出现疼痛性的条索状物,发病与局部损伤及炎症有明显的关系。

【辨证论治】

1.寒凝血瘀证

证候:一侧乳房或者双侧乳房的皮下出现条索状肿物,暗红或青紫色。轻度自发痛、压痛或牵扯痛。舌淡暗红,苔薄,脉迟涩。

治法:温经活血,通络散结。

方药:小温经汤加减。常用桃仁、红花、川芎、赤芍、当归、桂枝、吴茱萸、莪术、泽兰、丹参、鸡血藤。痛甚者,加乳香、没药,以活血止痛;条索状肿物经久不消者,加水蛭粉(0.6g),分 2 次吞服,以破血散结。

2.肝经郁热证

证候:一侧乳房或者双侧乳房的皮下出现条索状肿物,色稍红,患侧上肢上举时,明显可见乳房部皮肤牵拉凹迹。轻度自发痛、压痛或牵扯痛。胸胁不适,易烦躁。舌红苔薄,脉弦数。

治法:疏肝清热,活血通络。

方药:四妙勇安汤合柴胡清肝汤加减。常用玄参、当归、金银花、甘草、柴胡、黄芩、山栀子、川芎、红花、丹参、赤芍。疼痛明显者,加延胡索、郁金,以活血行气止痛;胸胁不适、易烦躁者,加青皮、佛手,以疏肝行气。

【外治疗法】

中医外治法在乳房静脉炎的治疗中同样起着重要作用。乳房静脉炎最主要的病因是寒凝或气滞导致乳络不通,血液凝滞,不通则痛。因此,针对疾病的不同时期、不同证型,分别采用对应的中医外治法,配合中药内服,往往可以起到事半功倍的效果。

1. 中药贴敷疗法

(1)适应证 清热凉血膏(浙江省中医院院内制剂)、消炎软膏、金黄散软膏、鲜马齿苋适用于乳房静脉炎肝经郁热型,局部红肿渐消后可用拔毒膏。阳和解凝膏适用于乳房静脉炎寒凝血瘀型。无皮肤破溃者。

(2)操作方法 取清热凉血膏(浙江省中医院院内制剂)、消炎软膏、金黄散软膏、阳和解凝膏或鲜马齿苋捣烂。患者取仰卧位,在患处垫一层纱布,将粉糊均匀敷在双乳上,厚度1~2cm;敷药表面平铺一层纱布以维持药糊形状并减缓水分流失。可辅以红外线灯理疗保温。每日1次,每次15~20分钟为宜,外敷时间可根据患者皮肤耐受程度增减。

(3)相关要点 外治中药处方可以根据院内制剂或者传统古方,甚至临方调配,辨证开方制成粉剂,然后再放入适量的液体或者赋形剂中进行局部治疗。对于过敏体质的患者,需要关注皮肤过敏;每贴贴敷时间以6~24小时为宜,到时需予以更换。另外,对于有皮肤破溃的患者,局部注意无菌原则或者避开操作。

(4)临床应用 周培花等回顾性研究2009年1月—2010年12月用自拟方外敷治疗的24例血栓浅静脉炎患者。自拟方:大黄20g,芒硝10g,冰片2g,硼砂2g,重楼10g,冬青叶10g。以上为一剂剂量,共研细末,温水、陈醋调剂均匀成糊状。外敷患处,以纱布包裹,每日更换1次,5天观察疗效。结果显示,24例中,5天治愈者15例,8天治愈者8例,有效1例,治愈率为95.8%,总有效率为100%。24例中,随访19例,至今无复发。

2. 酊剂外擦法

(1)适应证 乳房静脉炎各个证型;疼痛;条索状肿物形成,无皮肤破溃者。

(2)操作方法 取山慈菇假球茎90g,碾碎后浸泡在500ml的75%酒精中,7天后取出浸泡液分装瓶备用。患者取仰卧位,将浸泡液少许倒入手掌,在患处来回用力搓擦,直至皮肤发热,以利于药物渗入皮内。每天3~5次,7天为一个疗程。治疗需1~2个疗程。

（3）相关要点　对于过敏体质的患者,需要关注皮肤过敏;皮肤破溃糜烂者禁用,否则易引起皮肤烧灼及剧痛。

（4）临床应用　高睿心等回顾性研究山慈菇酊外擦治疗的 86 例乳房静脉炎患者,其中山慈菇酊外擦 1 周治愈 72 例。余下的中型 9 例、重型 5 例采用山慈菇酊外擦和桃红四物汤加减内服相结合治疗 1 周,11 例痊愈;3 例无效者中,2 例有手术史,于病后 3 个月经手术切除病变静脉而临床获愈。总体来讲,2 个疗程痊愈 83 例,无效 3 例,治愈率达 96.51%。

3. 微波疗法

（1）适应证　乳房静脉炎各个证型;疼痛;条索状肿物形成。

（2）操作方法　常温下,患者取仰卧位,将辐射头置于乳房病变部位,输出功率为 35W,以患者皮肤有热感为宜。每日 1 次,每次 20 分钟,疼痛较甚者每日 2 次。1 周为一个疗程,经期停止治疗。连续治疗 3 个疗程后进行疗效评定。

（3）相关要点　局部严重水肿、严重心脏病患者禁用。

（4）临床应用　方芳回顾性研究 2004 年 5 月—2011 年 3 月安庆市中医院采用院内协定方配合微波治疗的 30 例乳房静脉炎患者,其中治愈 25 例(占 83.3%),有效 3 例(占 10.0%),缓解 1 例(占 3.3%),无效 1 例(3.3%),总有效率为 96.7%。综上可知,内服中药配合微波疗法可明显提高疗效,缩短疗程。

4. 针刺疗法

（1）适应证　乳房静脉炎各个证型;疼痛;条索状肿物形成。

（2）操作方法　患者取仰卧位,取膈俞、太渊、内关、阳陵泉,伴肝郁者加期门、行间。用 30 号 1.5 寸毫针刺入穴位,进针后行捻转泻法。每隔 10 分钟行针 1 次,留针 30 分钟,重症患者适当延长留针时间至 50 分钟。隔日 1 次,3 次为一个疗程。

（3）相关要点　需要患者积极配合,放松心情,避免空腹,以免发生晕针、断针。

【预防调护】

1. 局部注意保温,发病后热敷局部以改善症状。

2. 营造和谐的家庭气氛及生活环境。起居有规律,劳逸结合,适当进行体育活动。

3. 保持良好的精神状态,避免不良精神刺激,如紧张、忧郁、恼怒、过度悲伤等。

4. 合理饮食,常食新鲜水果,多食含纤维素丰富的食物;保持排便通畅。

（高秀飞,宋佳青）

参考文献

方芳.中药配合微波治疗乳房静脉炎 30 例.广西中医药,2012,35(1):20.

高睿心,佟国民,崔志欣.乳房浅静脉炎的临床治疗.中国中西医结合外科杂志,2001,7(6):406.

顾伯华.实用中医外科学.上海:上海科学技术出版社,1985.

林毅,唐汉钧.现代中医乳房病学.北京:人民卫生出版社,2003.

陆德铭.实用中医乳房病学.上海:上海中医学院出版社,1993.

周培花,冯晓,赵靖.清热解毒外敷治疗血栓性静脉炎 24 例.大家健康(学术版),2013,7(18):28.

第十四章　浙江省中医院乳腺病中心实践思考

中医外治法是中医学的重要组成部分,是祖国医学的瑰宝,凝聚着深邃的哲学智慧和中华民族几千年的实践经验。外治法历史悠久,也是中医外科学的一大特色,《医学源流论》云"外科之法,最重外治",外治不但可以联合内治提高疗效,而且对疮疡轻浅之症也可专用外治收功。

中医外治法是内病外治、外病外治的好方法。除口服之外,针灸、推拿以及用药物贴敷、熏浴、热熨、涂擦、溻渍等均属于中医外治法,其应用范围广泛,已逐步形成具有鲜明特色的理论和实践体系。中医乳病外治法就是在传统外治法的基础上,根据乳腺疾病的病因病机,在辨证论治的过程中逐步发展、丰富和完善起来的,已成为治疗乳腺疾病的特色疗法。

第一节　中医乳病外治中心

浙江省中医院乳腺病中心始建于 1985 年,是国家中医药管理局重点专科建设单位。乳腺病中心自成立以来,坚持中医为主、中西并用的思路,传承名老中医的学术思想,发挥中医药的优势,在治疗乳腺相关疾病中积累了丰富的临床经验。中医乳腺病学在《2021 年度中医医院学科(专科)学术影响力评价研究报告》中排名全国第六。

中医外治作为乳腺病中心的特色诊疗技术,多年来一直领跑全省,在乳腺增生、乳腺结节、急慢性乳腺炎以及乳腺癌等方面应用已十分成熟。

2022 年,酝酿已久的全省首家中医乳病外治中心正式成立,该中心既是浙江省中医院第一个成立的外治中心,也是浙江省第一个中医乳病外治中心,填补了省内空白。中医乳病外治中心整合中医针灸、推拿、中药制剂、中医护理等专业的优势技术，融合创新，形成了独特的优势，也能更好地发挥中医"简、便、廉、验"的优势。作为全省最早的中医护理开展单位，浙江省中医院是中医手法排乳全省行业技术规范的开发者和执行者，很多哺乳期妇女深受乳腺炎的困扰，几经周转，病情越来越重，最后通过中医手法排乳、中药外敷、针灸等外治法，并结合"乳腺9号"（院内制剂）内服，实现在乳腺炎治愈的同时，持续无痛哺乳。

此外，中医乳病外治中心还在中医护理特色门诊率先开展乳痛的综合中医外治治疗，且取得显著疗效。2022年，急性乳腺炎护理作为"互联网＋"居家护理服务项目推出，乳腺病中心医护团队负责该项目的理论及技术培训，培养了一批居家护理服务人员，为哺乳期妇女解决了很多喂奶方面的困扰。对于乳腺增生症，采用中药膏疗技术来缓解疼痛，效果显著；对于脾胃不适合中药口服或者不方便中药口服的患者，运用针灸、推拿治疗，可取得疏肝理气，行气止痛的效果；对于乳腺炎症的疼痛和水肿，通过局部放血疗法和耳针疗法，可有效缓解症状并为进一步治疗打好基础；对于产后需要回乳的患者，给予中药外敷，效果立竿见影。

中医乳病外治中心采用医护一体化管理模式，坚持深度合作，携手打造服务品牌。中心自成立以来凭借显著的疗效、优质的服务，深受患者信任，吸引省内外乳腺疾病患者慕名前来就诊。基于多年积累的临床经验，中心开展了诸如乳病外用药物、外治技术等多项临床科研项目，近三年来主持国家自然科学基金项目3项、厅局级课题10余项，SCI收录论文20余篇。同时，乳腺病中心重视学术推广和技术输出，每年举办国家级乳腺疾病中医药诊疗进展学习班、乳腺论坛；承担全国中医护理骨干人才培训项目；积极选派骨干专家进驻医联体合作单位和联盟成员单位进行同质化技术推广，并接收省内外同道来院进修，推广中医内外同治乳腺疾病的理念，为乳腺疾病的中医诊疗传承贡献了绵薄之力。

（林娟英）

第二节　优势病种外治技术示例

一、急性乳腺炎——疏通乳络，辨位推揉

急性乳腺炎，又称哺乳期乳腺炎，归属中医学"乳痈"范畴之"外吹乳痈"，是产后哺乳期妇女最常见的化脓性疾病，发病率为9.5%～16%，尤以初产妇多见。该

病多在产后 3～4 周发生,通常表现为乳房局部红、肿、热、痛,乳汁排出不畅,严重者出现畏寒、高热等全身症状,甚至可能因为治疗不及时形成脓肿,治疗时间延长,一定程度上影响正常母乳喂养。外吹乳痈病情进展迅速,病程中还易出现传囊、乳漏等变症,故中医在外吹乳痈的治疗上提倡“治病宜早”。中医外治乳痈遵循“三不”原则:不停母乳、不用抗菌药物、不手术切开排脓。众多临床研究也证实了中医治疗具有明显优势,无须停止哺乳,安全有效,更为患者接受。

【案例 1】　程某,女,28 岁,已婚,初产妇。因产后双侧乳房肿胀疼痛伴发热 1 周于 2019 年 4 月 6 日就诊于乳腺外科门诊。患者于 2019 年 3 月 15 日足月顺产 1 子,4 月 1 日夜间因右侧乳房乳头皮肤破裂疼痛未哺乳,第二天发现右乳外侧象限一肿块,质硬,自行热敷按摩后未见好转。4 月 3 日出现双乳肿胀疼痛伴发热,体温 38.8℃,至当地医院就诊,予美洛西林钠输液治疗 3 天,治疗效果欠佳,患者情绪焦虑。4 月 6 日遂来我院就诊。查体:体温 38.6℃,双乳胀痛,泌乳不畅,疼痛评分 6 分,右乳乳晕区可见直径约 5cm 的红肿范围;右乳乳头皲裂,外上扪及 3cm×3cm 大小包块,边缘清楚,质韧,压痛明显,无波动感,皮温略高;大便干结,小便黄;舌红苔黄腻,脉弦。遵医嘱予中药内服及中医外治:中医手法排乳,每日 1 次。3 天后评估患者结块消散,局部腺体组织增厚,胀乳时疼痛评分 2 分。

辨证思路:女子乳头属肝,肝主疏泄,调节乳汁分泌。患者为初产妇,哺乳经验不足,乳头皲裂疼痛,惧怕哺乳,情志内伤,肝气不疏,肝郁气滞,致乳汁蓄积;乳房属胃,乳汁为气血所化,源于脾胃。初产妇体虚,加之饮食荤腥厚味,脾失健运,阳明胃热壅滞,乳络闭阻不畅,气血凝滞;乳头皲裂,乳儿口中热毒之气侵入乳孔,均可使邪热蕴阻于肝胃之经,乳络郁滞不通而成肿块。局部皮肤发红,皮温升高,正邪相争而出现恶寒发热症状;大便干、小便黄均为热象;邪热熏灼于舌,故见舌红苔黄腻。肝气郁结,疏泄失常,气郁不利致经脉拘束,则见弦脉。综上,本病辨为乳痈。患者以乳汁淤积、肝郁胃热、感受外邪为主要病因,以疏肝清热、通乳消痈为治护法则。手法排出积乳是治疗乳痈最主要的措施之一。先点按膻中、灵墟、神封、屋翳、膺窗、天池、乳根、期门、乳中等穴疏肝理气,清泻胃热。然后用拇指、食指排空乳晕处的乳汁,之后逐一梳理积乳肿块周围各象限乳络排空乳汁,最后采用揉三通一按摩肿块部位,向乳头方向排空乳汁,如此重复至肿块消退,疼痛减轻。

二、浆细胞性乳腺炎——温阳通络,化瘀散结

浆细胞性乳腺炎是一种以导管扩张、浆细胞浸润为病变基础的慢性乳腺良性疾病,临床上以乳头溢液、乳晕下肿块、乳晕旁及乳头部瘘管为主要特征。本病可发生于青春期后任何年龄的女性,病程长,对乳房的损毁率高,会给患者的心理及

家庭带来严重的打击,被称为"不死的癌症"。基于"温通治痛"理论的中医外治法是治疗浆细胞性乳腺炎的一大法宝,贯穿疾病初起、成脓、溃后等阶段,对缩小病灶、促进创口愈合、减少复发疗效显著。

【案例2】 朱某,女,43岁,因"发现右乳肿块伴疼痛1个月"于2022年3月13日收住入院。患者1个月前乳房撞击后出现右乳肿块伴疼痛,皮色正常,外院予抗感染、中药治疗后未见明显好转。1周前肿块红肿疼痛加重,有波动感。查体:右乳房(10:00方向)触及一肿块,大小约6cm×6cm,稍有波动感,边界欠清;右乳房(12:00方向)可触及一肿块,大小约1cm×2cm,质地偏硬。遵医嘱予中药内服及中医外治:中药溻渍,每日2次。3月15日患者右乳肿块穿刺抽脓,共约100ml乳糜样脓液,患处流脓不断,难以愈合。3月17日遵医嘱予火龙罐综合灸,每日1次。3月20日评估患者右乳房(10:00方向)肿块消退,右乳(12:00方向)肿块质地变软,大小约1cm×2cm,乳房疼痛评分1分。

辨证思路:患者先天禀赋不足,2次剖宫产史,后天失养,导致营血不足。情志不畅,忧思多虑,肝郁气滞。气滞血瘀,结聚成块,郁久而化热,蒸酿肉腐而成脓肿,溃后成瘘。然邪之所处,其气必虚,故流脓不断,皮肤破口难收。辨证为标阳本阴证,治宜温阳通络、散寒通滞。中药溻渍最早见于《五十二病方》,其记载外伤疾病用中药煎汤外敷,《黄帝内经》也有"其有邪者,渍形以为汗,邪随汗解"的说法,即通过药理和热力双重作用起到活血化瘀、疏通经络的效果。中药方中有干姜、白芷、肉桂等药材,诸药合用,具有温中散寒、除湿排脓、消炎止痛之效。应用现代工具红外线灯,保持药液温热,还可起到收敛、渗透的作用。中药溻渍时需避开皮肤破溃处。火龙罐综合灸遵循中医理论中阴病阳治、远端取穴的原则,作用于乳房背部反射区,乳房周围经络、瘘管处悬灸3~5分钟,起到温、通、调、补的效果,从而促进创口愈合。

三、乳腺增生性疾病——解郁散结,活血止痛

乳腺增生性疾病是最常见的良性乳腺疾病之一,约占全部乳腺疾病的75%,常发生于25~45岁的中青年女性,其特点是单侧或双侧乳房疼痛,有的还会出现肿块。乳房疼痛和肿块与月经及情志变化有一定的关系。中医外治疗法在缓解乳腺增生性疾病症状方面疗效显著、副作用小,深受患者欢迎。

【案例3】 孔某,女,32岁,因"发现双乳胀痛5年,加重3个月余"于2021年10月23日至乳腺外科门诊就诊。患者双乳触痛明显,神情焦虑,舌暗苔薄,舌下络脉青紫。自诉上次月经10月4日,5天净,有痛经史。9月20日起感双乳胀痛,疼痛评分5~6分。辅助检查:B超提示双乳小叶增生。遵医嘱予中药内服及中药

膏疗技术。治疗 3 次后,患者双乳胀痛明显减轻,疼痛评分 1～2 分。

辨证思路:患者性格内向,平素情志不遂,郁怒伤肝,肝气不舒,气机郁滞,蕴结于乳房,导致经络阻塞不通;又因肝郁犯脾,致痰浊内生,互结于乳房,发为乳癖。膻中是治疗乳房疾病的要穴,为八会之气会,其穴处于两乳之间,按揉膻中穴具有理气宽胸、疏调气机、宣通乳络的作用。中药膏疗技术:将膏疗粉调和至软硬适中后均匀涂抹于整个乳房,特别是疼痛明显部位,厚度 1～2cm;石膏加水现调后均匀涂抹覆盖包裹住药物,配合红外线照射 20 分钟,从而达到活血化瘀、温通经络、行气止痛的效果。

乳腺疾病是女性常见病、多发病,而中医药应用于乳腺疾病的治疗和康复优势明显。乳腺病中心在乳腺疾病的治疗上坚持中医内服外治相结合,运用中医整体观,在掌握其病因病机的基础上,选择相应治则治法进行内外同治,达到协同增效的作用。

(林娟英)

缩写词表

（按英文字母顺序排列）

缩写词	英文全称	中文全称
5-HT	5-hydroxytryptamin	5-羟色胺
BFI	Brief Fatigue Inventory	简明疲乏量表
BI-RADS	Breast Imaging Reporting and Data System	超声乳腺影像报告和数据系统
CA	carbohydrate antigen	糖类抗原
CDK	cyclin-dependent kinase	周期蛋白依赖[性]激酶
CNB	core needle biopsy	空芯针穿刺活检
CRP	C-reactive protein	C反应蛋白
CT	computed tomography	计算机体层成像
DWI	diffusion weighted imaging	扩散加权成像
E_2	estradiol	雌二醇
EASI	Eczema Area and Severity Index	湿疹面积及严重程度指数
FACT	Functional Assessment of Cancer Therapy	癌症治疗功能评价系统
GM	granulomatous mastitis	肉芽肿性乳腺炎
HFS	hand-foot syndrome	手足综合征
IFN-γ	interferon-γ	γ干扰素
Ig	immunoglobulin	免疫球蛋白
IL-6	interleukin-6	白介素-6
MFSI-SF	multidimensional fatigue symptom inventory-short form	简明中文版多维度疲乏量表
MRI	magnetic resonance imaging	磁共振成像
MRSA	methicillin-resistant Staphylococcus aureus	耐甲氧西林金黄色葡萄球菌
NCCN	National Comprehensive Cancer Network	美国国家综合癌症网络
NCI	National Cancer Institute	美国国家癌症研究院

右上角：续表

缩写词	英文全称	中文全称
NRS	Sumerical Sating Scale	疼痛数字评分法
P	progesterone	孕酮
PCT	procalcitonin	降钙素原
PRL	prolactin	催乳素
PSG	polysomnography	多导睡眠图
PSQI	Pittsburgh Sleep Suality Sndex	匹兹堡睡眠质量指数量表
RTOG	Radiation Therapy Oncology Group	美国肿瘤放射治疗协作组
SAS	Self-Rating Anxiety Scale	焦虑自评量表
SDS	Self-Rating Depression Scale	抑郁自评量表
T_1WI	T_1 weighted imaging	T_1 加权成像
T_2WI	T_2 weighted imaging	T_2 加权成像
TIC	time-signal intensity curve	时间-信号强度曲线
TNF-α	tumor necrosis factor-α	肿瘤坏死因子-α
VAS	Visual Analogue Scale	视觉模拟评分
WHO	World Health Organnization	世界卫生组织